Ratgeber Zähne

Was Patienten wissen müssen:
Behandlung, Kosten, Rechte

Autorin
Tanja Wolf ist Medizinjournalistin. Eines ihrer Schwerpunktthemen ist die Patienteninformation. Für die Verbraucherzentrale hat sie den Ratgeber „IGeL-Angebote beim Arzt“ verfasst. Sie arbeitet außerdem für Spiegel online, das Institut für Qualität und Wirtschaftlichkeit im Gesundheitswesen (IQWiG) und für verschiedene Tageszeitungen.

Immer aktuell
Wir informieren Sie über wichtige Aktualisierungen zu diesem Ratgeber. Wenn sich zum Beispiel die Rechtslage ändert, neue Gesetze oder Verordnungen in Kraft treten, erfahren Sie das unter **www.vz-ratgeber.de/aktualisierungsservice**

1. Auflage, September 2016, 5.000 Exemplare

ISBN 978-3-86336-070-2

Printed in Germany
Gedruckt auf 100 % Recyclingpapier

Inhaltsverzeichnis

Vorwort

Liebe Leserin, lieber Leser,

Rechnungen beim Zahnarzt ganz oder teilweise selbst zu bezahlen, daran haben sich viele von uns gewöhnt. Doch die Zahngesundheit ist nicht vollständig privatisiert.

Zähne braucht man täglich, ein Leben lang. Sie sind nahezu unentbehrlich beim Essen und beim Sprechen. Und sie sind heute eine Art Statussymbol: Zähne sollen schön sein. Das hat für viele Menschen einen hohen Stellenwert. Doch bei komplexen Zahnersatz-Versorgungen kommen schnell fünfstellige Summen zusammen.

Sind also schöne Zähne immer auch teure Zähne? Nicht unbedingt. Denn es gibt weiterhin Kassenleistungen, mit denen eine wissenschaftlich abgesicherte und zugleich kostengünstige Lösung möglich ist. Zudem gibt es häufig Einsparpotenziale ohne Einbußen in Optik oder Qualität. Deshalb möchte die Verbraucherzentrale Sie mit diesem Ratgeber über Ihre Rechte als Patient aufklären. Viele Möglichkeiten schlummern angesichts einer teils üppigen Werbung für Neuheiten und Privatleistungen regelrecht im Verborgenen.

Auch wenn der Festzuschuss für Zahnersatz seit 2005 nur etwa die Hälfte der Kosten für die preisgünstigste Versorgung abdeckt, bezahlen die Krankenkassen immer noch viel in der Zahnmedizin. Nämlich in der Regel das, was medizinisch notwendig ist. Die Kassenversorgung ist fast nirgendwo so umfangreich wie in Deutschland. Darauf möchten wir Sie aufmerksam machen.

Denn Zahnarzt-Patienten haben nicht viele Verbündete. Es gibt zwar Beratungsstellen, Gutachten und Schlichtungsverfahren. Doch sowohl die Krankenkassen als auch die Zahnärzte leben gut damit, dass Sie als Patient Vieles privat bezahlen. Für die Krankenkassen ist die Zahnmedizin ein kleiner Kostenfaktor. Gut 13 Milliarden Euro zahlten sie 2014 dafür, das sind weniger als sieben Prozent der Gesamtausgaben. Und die Zahnärzte verdienen meist mehr, wenn sie privat abrechnen – ähnlich wie bei den Individuellen Gesundheitsleistungen (IGeL) in der Medizin.

Gut zu wissen

Wie nötig Aufklärung ist, zeigen Auswertungen der Unabhängigen Patientenberatung UPD und der Weissen Liste, eines nicht-kommerziellen Arztvergleichsportals der Bertelsmann Stiftung und der Dachverbände der größten Patienten- und Verbraucherorganisationen. Nach Angaben der Weissen Liste würden zwar rund vier von fünf Patienten ihren Zahnarzt „bestimmt" weiterempfehlen, aber nur 62 Prozent der Patienten empfanden die Aufklärung über Kosten als komplett verständlich. Fast jeder zehnte Patient nahm „eindeutig einen Verkaufsdruck wahr" und fühlte sich „zu kostenpflichtigen Zusatzleistungen gedrängt".
Auch bei der UPD berichteten Patienten, dass sie sich häufig nur einseitig oder unzureichend über die Leistungen der Kassen informiert fühlten. 15 Prozent aller Beratungsgespräche zum Thema Geldforderungen betrafen laut UPD-Jahresbericht „Monitor Patientenberatung 2015" die Zahnmedizin.

Und dann ist die Zahnmedizin noch enorm kompliziert. Medizinisch und technisch waren die Behandlungsmöglichkeiten noch nie so vielfältig. Wie soll man wissen, welche Variante die passende ist? Und wie viel sie kosten darf? Die Preisspannen bei gleichem Befund können enorm sein. Allein eine Krone kann 250 Euro kosten – aber auch

1.000 Euro. Patienten haben meist keine Chance, die Angaben eines Zahnarztes realistisch einzuordnen.

Rechtlich gesehen ist dieses Feld ebenfalls unübersichtlich. Es gibt eine Regelversorgung, eine gleichartige und eine andersartige Versorgung, es gibt Steigerungssätze, Zahnauktionen, Auslandsbehandlungen und Zähne auf Kredit. Damit Sie nicht kapitulieren, finden Sie in diesem Ratgeber verständliche und verlässliche Informationen: Vom Festzuschuss bis zur Kieferorthopädie, von der Zahnarztbewertung bis zum Zahnersatz sind Fakten erklärt und Fragen beantwortet. Damit Sie möglichst schon vor dem Termin im Behandlungsstuhl gut informiert sind, wie Ihre Zähne versorgt werden können und zu welchem Preis.

Der Ratgeber bietet Orientierung

- bei der Zahnarzt-Suche,
- bei der Planung von kleinen und großen Zahnbehandlungen,
- bei der Kostenkalkulation,
- bei Auseinandersetzungen über mögliche Behandlungsfehler.

Zudem finden Sie in jedem Kapitel Tipps, Hintergründe und die Rubrik „Verbraucherfalle“, die häufige rechtliche und finanzielle Tücken erklärt.

Fachliche Beratung

Dieser Ratgeber ist entstanden mit Unterstützung verschiedener Institutionen und Experten, unter anderem:

- Bundeszahnärztekammer
- Kassenzahnärztliche Bundesvereinigung
- Gregor Bornes, Sprecher der Patientenvertretung im G-BA-Unterausschuss Zahnärztliche Behandlung und Zahnexperte im Gesundheitsladen Köln, ehemals UPD
- Günther Gabe, Koordinierungsstelle zahnmedizinische Versorgung, BKK-Landesverband Nordwest
- Deutsche Gesellschaft für Ästhetische Zahnheilkunde
- Deutsche Gesellschaft für Implantologie
- Deutsche Gesellschaft für Parodontologie
- Berufsverband der Deutschen Kieferorthopäden
- Dr. Henning Madsen/Dr. Alexander Spassov, Kieferorthopäden

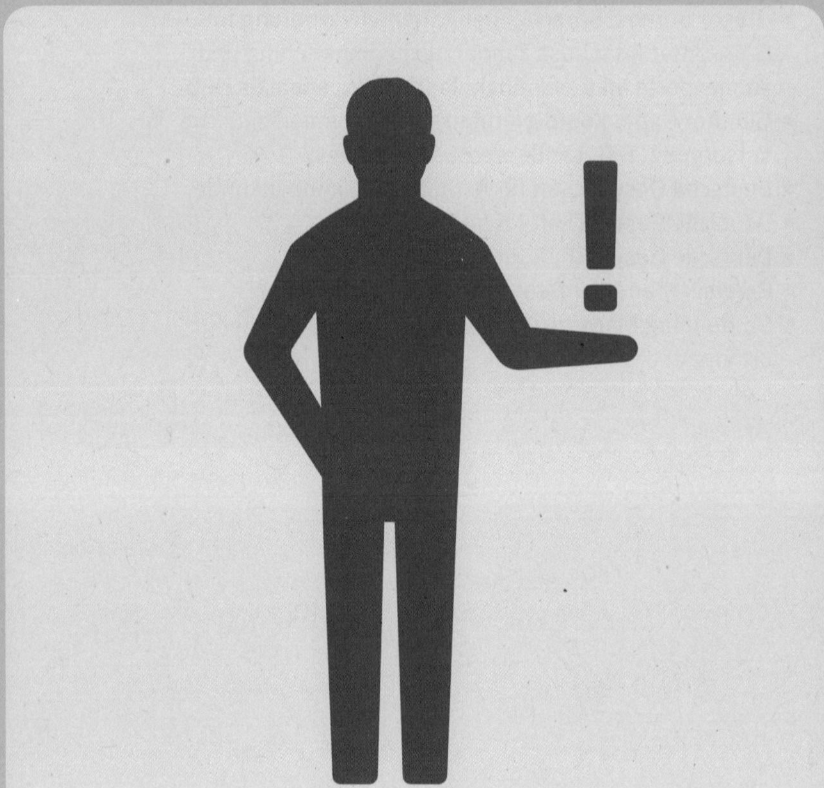

Das Wichtigste im Überblick

Ob Reinigung, Füllung oder Zahnersatz: Beim Zahnarzt zahlen viele Patienten privat zu – Zahn für Zahn. Dabei gibt es – trotz einer schrittweisen Privatisierung – weiterhin Kassenleistungen. In diesem Kapitel sehen Sie, was die gesetzlichen Krankenkassen komplett oder teilweise bezahlen und worauf Sie als Patient einen Anspruch haben.

Kassen- und Privatleistung: Checklisten

Wenn Sie gesetzlich versichert sind, haben Sie ein Recht auf Leistungen, die die Krankenkasse ganz oder teilweise bezahlt. Doch immer wieder erfahren Patienten gar nicht, was Kassenleistung ist – und können damit ihren Anspruch nicht einlösen. Vermutlich auch ein Grund dafür, dass in keinem anderen Medizinbereich so viel privat gezahlt wird, auch wenn Leistungseinschnitte etwa beim Zahnersatz politisch gewollt waren. Unsere Checklisten auf den folgenden Seiten bieten einen Überblick.

Zähnekummer – Zähnenummer

Jeder Zahn hat eine Nummer. Wenn Ihre Zähne untersucht werden, hören Sie vermutlich meist so etwas: „Zwei-sieben Füllung, zwei-acht fehlt.“ In der Fachsprache sind Zähne nummeriert und nach Quadranten aufgeteilt. Der Oberkiefer rechts ist Quadrant eins, der Oberkiefer links ist Quadrant zwei. Im Unterkiefer ist es umgekehrt: Rechts ist Quadrant vier, links Quadrant drei. Der erste Schneidezahn ist jeweils Zahn eins, der Weisheitszahn Zahn acht. „Zwei-sieben“ ist also der hintere der zwei großen Backenzähne im linken Oberkiefer. Das ist wichtig, um den Heil- und Kostenplan (siehe Seite 98) zu verstehen, in dem der Zahnarzt bei einer Zahnersatzplanung den Befund und den Therapieplan einträgt.

Wie behandelt werden sollte, ist in sogenannten Richtlinien (siehe Glossar Seite 181) verbindlich geregelt. In der Behandlungsrichtlinie heißt es, dass zahnmedizinische Behandlungen „ursachengerecht, zahnsubstanzschonend und präventionsorientiert erfolgen" sollen. Jeder Zahn, der erhaltungsfähig und erhaltungswürdig ist, soll erhalten werden.

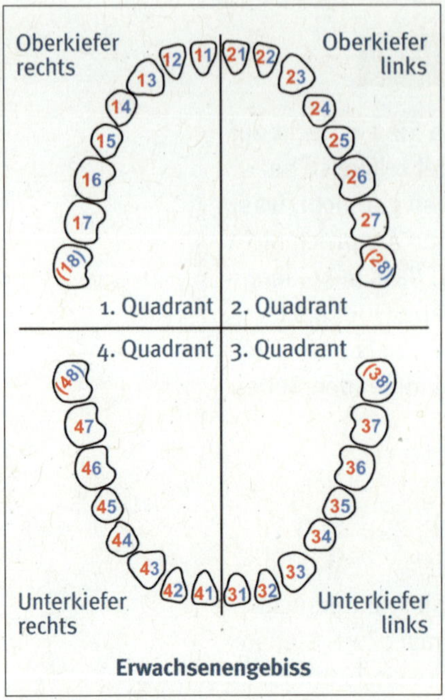

Zahnschema Erwachsene: 28 Zähne, meist plus vier Weisheitszähne. Um sie zu identifizieren, haben sie zweistellige Nummern. Die erste Ziffer benennt den Quadranten, ausgehend vom Blickwinkel des Patienten, die zweite den einzelnen Zahn innerhalb des Quadranten; gezählt wird vom mittleren Schneidezahn bis zum letzten Backenzahn.

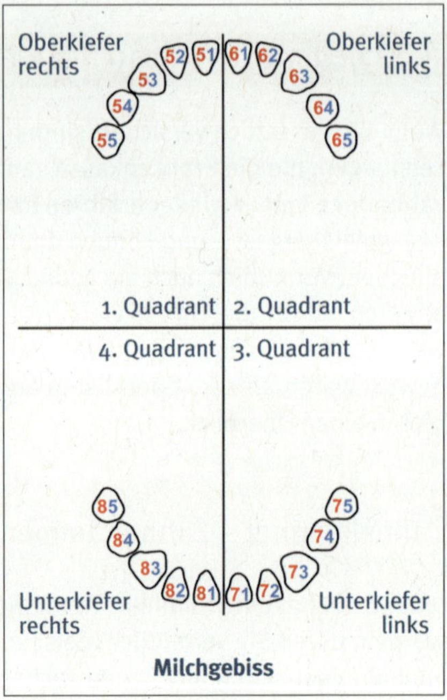

Zahnschema Milchgebiss: Kinder haben 20 Milchzähne. Auch hier wird das Gebiss in vier Quadranten unterteilt.

Dabei soll „die gesunde natürliche Zahnhartsubstanz so weit wie möglich erhalten bleiben". Weitere Richtlinien gelten etwa für Früherkennungsuntersuchungen, für Zahnersatz und für die Kieferorthopädie. Mehr dazu unter **www.gkv-spitzenverband.de**, unter der Rubrik „Krankenversicherung" „zahnärztliche Versorgung" wählen, dann auf „G-BA-Richtlinien" klicken.

Die Leistungen der gesetzlichen Krankenversicherung

- ☐ Kontrolluntersuchungen einmal pro Halbjahr
- ☐ Zahnsteinentfernung einmal pro Jahr
- ☐ Spritzen zur lokalen Betäubung (bei Behandlungen, die über die Kasse abgerechnet werden)
- ☐ Röntgenaufnahmen, wenn medizinisch angezeigt
- ☐ Amalgamfüllungen im Seitenzahnbereich
- ☐ Kunststoff-Füllungen im Frontzahnbereich
- ☐ einmal alle zwei Jahre die Erstellung eines Parodontalen Screening-Indexes (PSI)
- ☐ systematische Parodontitis-Therapie
- ☐ Wurzelkanalbehandlung (unter bestimmten Voraussetzungen, u.a. Zahn ist erhaltungswürdig)
- ☐ Wurzelspitzenentfernung
- ☐ Ziehen von Zähnen
- ☐ chirurgische Maßnahmen (etwa bei Entfernung eines Abszesses, nicht jedoch bei Knochenaufbau für Implantate)
- ☐ Festzuschuss zum Zahnersatz (Kronen, Brücken, Prothesen)
- ☐ Individualprophylaxe vom 6. bis 18. Lebensjahr, u. a. Fissurenversiegelung der beiden bleibenden Backenzähne vor den Weisheitszähnen (Molaren sechs und sieben)
- ☐ zahnärztliche Früherkennungs-Untersuchungen vom 30. bis 72. Lebensmonat

- ☐ neu: Früherkennungsuntersuchungen für Kinder bereits ab dem 6. Lebensmonat und Maßnahmen zur Schmelzhärtung (bei vorhandener Karies) bereits ab dem 12. Lebensmonat, bei Überweisung vom Kinderarzt
- ☐ Kieferorthopädie bis zum 18. Lebensjahr, für die Schweregrade 3, 4 und 5 innerhalb der fünf kieferorthopädischen Indikationsgruppen (Eigenanteil 20 Prozent, wird bei Behandlungsabschluss von der Kasse zurückgezahlt)
- ☐ aufsuchende zahnmedizinische Betreuung für Ältere, Pflegebedürftige und Behinderte

Privatleistungen – das müssen Sie selbst zahlen

- ☐ Professionelle Zahnreinigung (manche Kassen beteiligen sich an den Kosten)
- ☐ Die langfristige Nachsorge nach einer Parodontitis-Therapie und Teile der Vorbehandlung (siehe Seite 62; eine professionelle Zahnreinigung ist jedoch keine verpflichtende Voraussetzung)
- ☐ Mehrkosten für bestimmte Füllungen (etwa Kunststoff-Füllungen im Seitenzahnbereich)
- ☐ Versorgungen mit Keramik oder Edelmetall bei Kronen oder Brücken
- ☐ Den Eigenanteil beim Zahnersatz – bei Wahl der Kassenleistung (Regelversorgung) ca. die Hälfte der Kosten
- ☐ Implantate (Ausnahme: Planung nach Tumorerkrankung oder schwerem Unfall)
- ☐ Wurzelkanalbehandlung komplett, wenn der Zahn von der Kasse nicht als erhaltungswürdig eingestuft wird, oder teilweise, wenn private Zusatzleistungen eingesetzt werden (elektrometrische Längenbestimmung der Kanäle oder besondere Reinigungsverfahren)

- ☐ Laserbehandlungen etwa bei der Kariesdiagnostik oder -behandlung, bei der Reinigung von Zahnfleischtaschen oder von Wurzelkanälen
- ☐ Fissurenversiegelung bei Erwachsenen, bei Kindern für andere Zähne als sechs und sieben
- ☐ Naturheilkundliche Verfahren (zum Beispiel Akupunktur, Homöopathie, Verträglichkeitstests oder eine sogenannte Schwermetallausleitung)
- ☐ Austausch intakter Füllungen
- ☐ ästhetische Leistungen, die ausschließlich kosmetischen Zwecken dienen (Bleaching oder Veneers)
- ☐ Funktionsanalytische und funktionstherapeutische Leistungen („Instrumentelle Funktionsanalyse“)
- ☐ in der Kieferorthopädie Zusatzleistungen wie spezielle Brackets oder Drahtbögen, Behandlungen bei Kindern mit leichten Fehlstellungen (KIG 1 und 2, siehe Seite 125f.) sowie Behandlungen bei Erwachsenen (Ausnahme: schwere Kieferanomalien, die ein Ausmaß haben, das kombinierte kieferchirurgische und kieferorthopädische Behandlungen erfordert)

Anspruch auf Kassenleistung

Was Sie als Patient wissen sollten: Zahnärzte mit Kassenzulassung sind laut Sozialgesetzbuch „berechtigt und verpflichtet“, Kassenleistungen anzubieten. (§ 95 Abs. 3 SGB V) Wie für Ärzte gilt deshalb auch für Zahnärzte, die gesetzlich Versicherte behandeln, dass die Patienten einen Anspruch auf die Kassenleistung haben. Egal ob Füllung, Zahnersatz oder Wurzelkanalbehandlung: Zahnärzte müssen diese Varianten anbieten und Patienten ausdrücklich darauf hinweisen. Kassenleistungen dürfen nicht verweigert werden. Wörtlich heißt es im Gesetz: „Vertragsärzte, die (...) Versicherte zur Inanspruchnahme einer privatärztlichen Versorgung anstelle der ihnen zustehenden Leistung der gesetzlichen Krankenversicherung beeinflussen, verstoßen gegen ihre vertragsärztlichen Pflichten." (§ 128 SGB V). Das bedeutet: Zahnärzte können über zusätzliche Privatleistungen informieren, müssen die verschiedenen Möglichkeiten aber ausgewogen darstellen und dürfen die Kassenleistung nicht abwerten.

Recht auf Beratung

Zahnärzte sind ebenso wie Ärzte laut Gesetz „verpflichtet, den Patienten über sämtliche für die Einwilligung wesentlichen Umstände aufzuklären. Dazu gehören insbesondere Art, Umfang, Durchführung, zu erwartende Folgen und Risiken der Maßnahme sowie ihre Notwendigkeit, Dringlichkeit, Eignung und Erfolgsaussichten im Hinblick auf die Diagnose oder die Therapie. Bei der Aufklärung ist auch auf Alternativen zur Maßnahme hinzuweisen". Patienten haben also ein Recht auf Aufklärung. Es ist seit Inkrafttreten des Patientenrechtegesetzes im Bürgerlichen Gesetzbuch verankert (§ 630 BGB). Die Aufklärung muss laut Gesetz mündlich (Textform nur ergänzend), rechtzeitig und verständlich erfolgen – und zwar nur durch den behandelnden Zahnarzt. Einer Sprechstundenhilfe ist dies nicht gestattet. (§ 630 e BGB)

Auch über die voraussichtlichen Kosten einer Behandlung müssen Zahnärzte ihre Patienten aufklären (wirtschaftliche Aufklärungspflicht, § 630 c BGB). Das ist gerade in der Zahnmedizin sehr wichtig, da vor allem beim Zahnersatz ein hoher Eigenanteil fällig werden kann, je nach Planung teilweise fünfstellig. Klärt ein Arzt den Patienten nicht, falsch oder unzureichend auf und es kommt zu Komplikationen, kann er strafrechtlich belangt werden, auch wenn er keinen Behandlungsfehler begangen hat.

Kosten und Gebühren

Was die gesetzlichen Krankenkassen komplett bezahlen, heißt **Sachleistung**. Dieser Bereich ist in der Zahnmedizin eingeschränkt worden. Beim Zahnersatz, also bei Kronen, Brücken und Prothesen, erhalten gesetzlich Versicherte seit 2005 einen Zuschuss. Der orientiert sich an den Versorgungen, die medizinisch notwendig und finanziell wirtschaftlich sind. Diese Versorgungen hat das oberste Entscheidungsgremium von Kassen, Ärzten und Zahnärzten festgelegt, der Gemeinsame Bundesausschuss (G-BA). Sie werden als **Regelversorgung** bezeichnet. Davon übernehmen die Krankenkassen ungefähr die Hälfte der Kosten – das ist der **Festzuschuss**. Patienten können wählen, ob sie diese günstige Versorgungsvariante in Anspruch nehmen oder aus Gründen der Optik oder des Tragekomforts davon abweichen.

Wenn es über die Regelversorgung hinausgeht, rechnen Zahnärzte nicht mehr nach der Gebührenordnung für Kassenzahnärzte (Bema) ab, sondern nach der privaten Gebührenordnung für Zahnärzte (GOZ). Dabei gilt:

- Entscheidend ist der Steigerungsfaktor. Je nach Zeitaufwand und Schwierigkeitsgrad darf ein Zahnarzt mehr berechnen. Als „durchschnittlich" gilt laut Gebührenordnung der 2,3-fache Gebührensatz. Der einfache Satz für unterdurchschnittliche Leistungen wird mit 2,3 multipliziert. **Beispiel:** Eine zahnfarbene Kompositfüllung („dreiflächig") kann beim einfachen Satz 36 Euro kosten, beim 2,3-fachen Satz 83 Euro oder beim 3,5-fachen Satz 126 Euro.
- Eine Überschreitung des Faktors 2,3 muss ein Zahnarzt schriftlich auf der Rechnung begründen. Berechnet er mehr als das 3,5-Fache, muss der Patient dem vorher schriftlich zustimmen.
- Bezahlen müssen Patienten, wenn der Zahnarzt die Rechnung vorlegt, also in der Regel nach der Behandlung. So ist es in der Gebührenordnung geregelt (GOZ § 10).

Professionelle Zahnreinigung

Ihr Nutzen ist umstritten. Vor allem ist es von Praxis zu Praxis unterschiedlich, was genau gemacht wird und von wem. Abgerechnet wird nach der privaten Gebührenordnung. Die Preise schwanken stark und können von gut 50 bis rund 150 Euro reichen. Wer sicher gehen will, kann sich einen Kostenvoranschlag ausstellen lassen.
Mehr im Kapitel „Zähne reinigen" ab Seite 35

Füllungen

Wer gesetzlich versichert ist, hat einen Anspruch auf eine zuzahlungsfreie Füllungstherapie. Das heißt: Eine Füllung ohne eigene Zuzahlung muss möglich sein. Im Frontzahnbereich ist dies eine Kunststoff-Füllung, im Seitenzahnbereich eine Amalgamfüllung. Wer eine nachgewiesene Amalgam-Allergie hat, kann auch im Seitenzahnbereich kostenlos eine Kunststoff-Füllung bekommen. Zahnärzte, die kein Amalgam verwenden, müssen im Seitenzahnbereich eine zuzahlungsfreie Alternative anbieten. Einigen sich Patient und Zahnarzt auf eine davon abweichende Versorgung, muss eine sogenannte Mehrkostenvereinbarung unterschrieben werden.
Mehr im Kapitel „Zähne reparieren" ab Seite 49

Zahnersatz

Egal ob Krone, Brücke, Prothese oder Implantat: Beim Zahnersatz gibt es festgelegte Standardtherapien (Regelversorgung). Davon übernehmen die gesetzlichen Krankenkassen im Durchschnitt die Hälfte der Kosten (Festzuschuss). Wer andere Lösungen möchte, bekommt den Festzuschuss auch, muss aber die höhere Differenz allein tragen. Dabei gibt es zwei Varianten: die gleichartige und die andersartige Versorgung.

Gleichartig heißt: Ein Patient wählt einen Zahnersatz nach der Regelversorgung, etwa eine Krone im Seitenzahnbereich, ergänzt diese Versorgung aber um privat zu zahlende Leistungen, etwa um eine komplette zahnfarbene Verblendung. Dann wird nur die zusätzliche Leistung nach der privaten Gebührenordnung abgerechnet.

Andersartig heißt: Ein Patient wählt einen Zahnersatz, der anders ist als die Regelversorgung, etwa ein Implantat statt einer Brücke. Dann wird die gesamte Behandlung nach der privaten Gebührenordnung abgerechnet.
Mehr im Kapitel „Zähne ersetzen“ ab Seite 71

Heil- und Kostenplan

Der Kostenvoranschlag für Zahnersatz ist für gesetzlich Versicherte vorgeschrieben und die Grundlage für eine Versorgung mit Zahnersatz. Auf diesem Dokument wird der Behandlungsplan eingetragen sowie die voraussichtlichen Kosten. Die Krankenkasse entscheidet, ob der Behandlungsplan bewilligt wird und setzt den Festzuschuss fest. Daraus ergibt sich dann der Eigenanteil des Patienten. Laut Sozialgesetzbuch ist ein Heil- und Kostenplan für gesetzlich Versicherte kostenfrei (SGB V, § 87 Abs. 1a). Wenn private Leistungen erbracht werden, ist ein Zahnarzt jedoch auch berechtigt, für die Aufstellung der privatmedizinischen Leistungen eine Gebühr zu verlangen.
Mehr im Kapitel „Zähne ersetzen“ ab Seite 71

Behandlung im Ausland

Gesetzlich Versicherte haben grundsätzlich das Recht, sich in anderen Mitgliedsstaaten der EU behandeln zu lassen. Wegen der dort oft niedrigeren Kosten ist das für immer mehr Patienten eine Option. Doch eine Behandlung im Ausland sollte gut vorbereitet sein. Kontaktieren Sie vorher auf jeden Fall Ihre Krankenkasse und erkundigen Sie sich nach der Kostenerstattung. Reichen Sie den Heil- und Kostenplan vor Beginn Ihrer Behandlung bei der Kasse ein.

Gesetzlich Versicherte müssen die Rechnung direkt beim Zahnarzt bezahlen und bekommen danach den erstattungsfähigen Anteil von der Krankenkasse zurück. Treten Probleme auf, müssen Patienten jedoch mögliche Haftungsansprüche gegen den Zahnarzt in der Regel nach dem jeweiligen Landesrecht geltend machen. Deutsche Zahnärzte sind, außer im Notfall, nicht verpflichtet, fremden Zahnersatz kostenfrei zu korrigieren oder nachzubessern.
Mehr im Kapitel „Geld sparen bei der Behandlung“ ab Seite 109

Kieferorthopädie

Zahnspangen sind bei Kindern und Jugendlichen weit verbreitet. Eine kieferorthopädische Behandlung wird bis zum 18. Lebensjahr von den gesetzlichen Krankenkassen übernommen, wenn Beißen, Kauen, Sprechen oder Atmen durch eine Zahnstellung erheblich beeinträchtigt sind oder beeinträchtigt zu werden drohen. Eltern müssen einen Teil der Kosten zunächst selbst zahlen. Die Korrektur von leichten Fehlstellungen ist komplett Privatleistung. Erwachsene müssen die Begradigung bis auf besonders schwere Fälle stets selbst bezahlen. Kieferorthopäden bieten häufig Zusatzleistungen an, deren Nutzen aber meist nicht belegt ist.
Mehr im Kapitel „Zähne begradigen“ ab Seite 121

Ästhetische Zahnmedizin

Rein ästhetisch begründete Eingriffe sind nicht Kassenleistung. Denn die gesetzlichen Krankenkassen zahlen nicht für Behandlungen, die nicht medizinisch notwendig sind. Das gilt für Bleaching und auch für Veneers. Bei einer Wunschbehandlung ohne medizinische Notwendigkeit muss der Patient besonders gut über die Risiken aufgeklärt werden.

Für Veneers etwa muss ein Zahn meist beschliffen werden, was nicht rückgängig zu machen ist. Vor einem Bleaching sollte der Zustand von Zähnen und Zahnfleisch kontrolliert werden. Zahnaufhellungsprodukte mit einer Konzentration zwischen 0,1 und 6,0 % dürfen seit einer Neufassung der EU-Kosmetikverordnung Ende 2012 nur noch von Zahnärzten angeboten werden.

Mehr im Kapitel „Zähne verschönern" ab Seite 145

Streitfall und Behandlungsfehler – was tun?

Bei Problemen mit der Rechnung oder der Leistung des Zahnarztes können gesetzlich Versicherte kostenlos Hilfe bei der Zahnärzteschaft oder bei den Krankenkassen bekommen. Möglich ist eine Beratung, eine Zweitmeinung, ein Gutachten oder ein Schlichtungsverfahren. Zudem helfen die Verbraucherzentralen weiter und die Unabhängige Patientenberatung Deutschland (UPD). Der Gang zum Gericht sollte deshalb der letzte Schritt sein.

Mehr im Kapitel „Streit um die Zähne" ab Seite 157
Wichtige Adressen finden Sie ab Seite 164.

Tipp

Ein neues Portal der Verbraucherzentrale NRW kann Ihnen bei Streitfällen eine erste Hilfe bieten: www.kostenfalle-zahn.de

kostenfalle-zahn.de

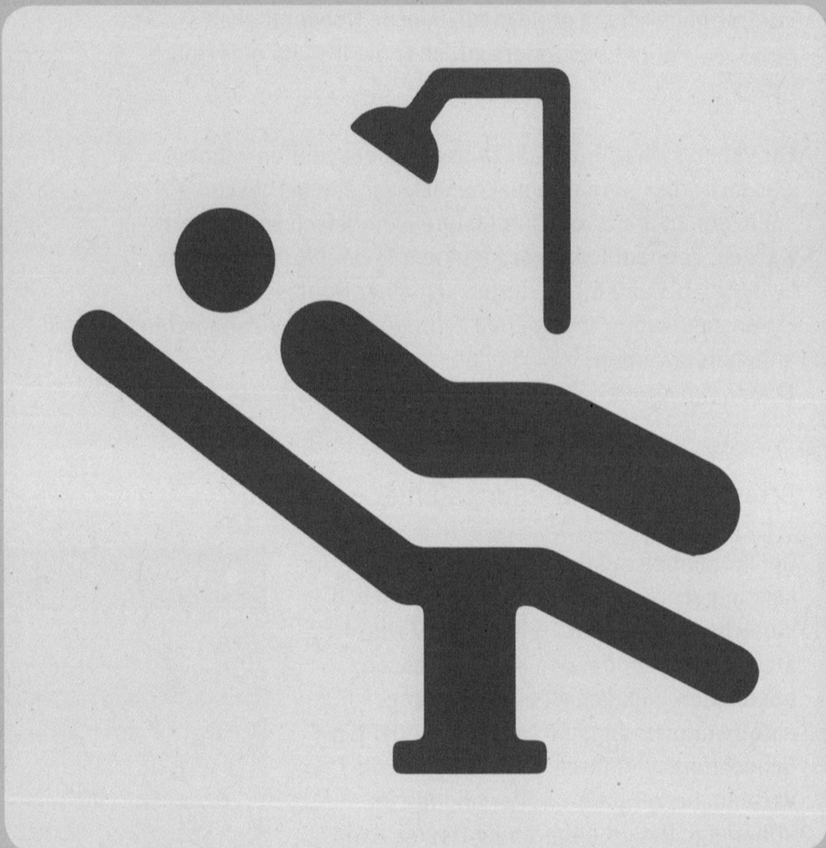

Den richtigen Zahnarzt finden

Klangvoller Titel, schöne Praxis, gute Bewertungen: Reicht das als Kriterium? Leider nein. Die Außendarstellung kann irreführend sein. Lesen Sie hier, wann Sie welchen Spezialisten brauchen und welche Schwächen Arztbewertungsportale haben.

Was macht eine gute Praxis aus?

Diese Frage lässt sich leider nur sehr schwer beantworten. Trotz diverser Ärztelisten in Zeitschriften, Bewertungslisten im Internet oder gut klingender Fortbildungstitel ist die Suche nach dem passenden Behandler mit das schwierigste Kapitel der Zahnmedizin. Die Qualität eines Zahnarztes ist meist unter Kollegen oder Zahntechnikern bekannt, aber für medizinische Laien kaum zu beurteilen. Einerseits sind Patienten einer üppigen Werbung ausgesetzt, mit makellosem Spezialisten-Image, mit Hightech- oder Wohlfühlpraxen. Andererseits sind sie verunsichert durch Berichte über schwarze Schafe oder Behandlungsfehler. Wie dabei die Mitte finden? Hier die grundsätzlichen Qualitätskriterien:

- Die Zahnarztpraxis ist sauber, gepflegt und gut organisiert (zum Beispiel keine langen Wartezeiten).
- Zahnerhaltung und Zahnprophylaxe (gr. Prophylaxe = Vorbeugung) haben einen hohen Stellenwert.
- Die Untersuchung ist sorgfältig, die Patienteninformation ausführlich und unvoreingenommen.
- Egal ob einfache Füllung oder Zahnersatz mit acht Implantaten: Alle Alternativen, Vorteile und Risiken sowie Preisspannen werden gut verständlich genannt.
- Patienten haben Zeit für eine Entscheidung.
- Patienten erhalten regelmäßig Tipps für die häusliche Mundhygiene.

Welche Titel stehen für Qualität?

Zwischen Zahnärzten herrscht Wettbewerb. Das wirkt sich nicht nur auf die angebotenen Leistungen aus, sondern auch auf die Praxisschilder. Mit kreativen Titeln versuchen heutzutage viele Zahnärzte, Aufmerksamkeit zu gewinnen. Eine Praxisklinik in Nordrhein-Westfalen ist nach der Schutzheiligen der Zahnärzte benannt (Apollonia), es gibt Praxen namens „Mundart", „White Lounge", „Whitesmile" oder „Happydens" („glücklicher Zahn"). Weit verbreitet sind Bezeichnungen wie „Kompetenzzentrum", „Schwerpunktpraxis" oder „Implantatzentrum". Dann kommen noch Fortbildungstitel hinzu: ein Master of Science (M.Sc.), ein Curriculum oder auch die Bezeichnung „Tätigkeitsschwerpunkt". Hier besteht überhaupt keine Transparenz. Welcher Titel welche Aussagekraft hat, ist für Patienten in keiner Weise ersichtlich. Hierzu ein paar interessante Fakten:

- Zahnärzte müssen sich fortbilden, das ist Pflicht.
- Diese Fortbildung ist bei den Zahnärztekammern möglich, bei Fachgesellschaften, bei Herstellern, kommerziellen Anbietern oder an der Universität.
- Manche Kurse dauern nur ein Wochenende, manche mehrere Monate. Manche sind eine Kreuzfahrt mit Rahmenprogramm („Dental Cruise").
- Ein Master of Science ist eine universitäre Zusatzausbildung.
- Ein Tätigkeitsschwerpunkt wird je nach Zahnärztekammer teils ohne Kenntnisnachweis vergeben.

Weil das Problem auch in der Zahnärzteschaft bekannt ist, haben Fachgesellschaften eigene Qualitätsmaßstäbe in der Fortbildung eingeführt. So lassen sich Spezialisten für Parodontologie finden, für Implantologie, für Prothetik (Zahnersatz) oder für Endodontologie (Lehre vom Zahninneren, etwa bei Wurzelkanalbehandlungen). Auf den Webseiten der Fachgesellschaften lassen sich die Voraussetzungen nachprüfen. Der Titel ist dann stets mit dem Namen der

Fachgesellschaft verknüpft. Beispiel: „DGParo-Spezialist für Parodontologie“.

Verbraucherfalle

„Spezialist“ kann sich jeder nennen. Es gibt Prophylaxe-Spezialisten oder „Zahnersatz-Experten“. Solche Begriffe sind ebenso wie „Kompetenz- oder Implantatzentrum“ nicht geschützt und damit allein kein Qualitätsmerkmal. Das Gleiche gilt für den Begriff „Implantologe“. Solche Titel sagen nichts darüber aus, wie gut jemand in dem jeweiligen Bereich aus- und fortgebildet ist.
Eine Bezeichnung wie etwa „DGParo-Spezialist für Parodontologie“ ist dagegen gesetzlich geschützt und umfasst eine vorgeschriebene Ausbildung über mehrere Jahre. Die Unterschiede zwischen einem „Parodontologen“, einem „DGParo-Spezialisten“ und einem Fachzahnarzt für Parodontologie sind auf der Internetseite der Fachgesellschaft erklärt: www.dgparo.de/dg_paro/was_machen_parodon tologen.
Auch in der Implantologie sind die Titel zahlreich. Eine Übersicht bietet zum Beispiel die Deutsche Gesellschaft für Implantologie (DGI): www.dginet.de/web/dgi/wer.

Die höchste Qualifikation mit dreijähriger Weiterbildung haben Fachzahnärzte. Diese gibt es für Parodontologie, Kieferorthopädie und Oralchirurgie – empfehlenswert zum Beispiel für Patienten mit einer umfangreichen Parodontitis-Therapie oder bei einer schwierigen Implantation. Gerade für das Setzen von Implantaten ist die Operationserfahrung wichtig, aber nicht vorgeschrieben. Ein großer Teil der Implantate in Deutschland wird auch von Fachärzten für Mund-, Kiefer- und Gesichtschirurgie gesetzt, die nicht nur Zahnmedizin, sondern auch Humanmedizin studiert haben.

Tipp

In der Forschung gilt der Oberkiefer-Frontzahnbereich fachlich als größte Herausforderung beim Setzen von Implantaten. Hier kann eine Nachfrage etwa bei einem spezialisierten Mund-, Kiefer- und Gesichtschirurgen hilfreich sein. Denn falsch positionierte Implantate können zu Schmerzen, Entzündungen, Problemen mit dem Zahnersatz oder zum Verlust des Implantats führen.

Wann zum Spezialisten?

Ob Sie bei einer Behandlung gut bei einem Allgemein-Zahnarzt aufgehoben sind oder besser einen besonders qualifizierten Fachmenschen aufsuchen, hängt vor allem davon ab, wie schwierig und komplex die Aufgabe ist. Bei einer aufwendigen Implantation etwa kann es durchaus empfehlenswert sein, ebenso bei einer komplexen Parodontitis-Behandlung. Als weitere Spezialgebiete gibt es die Kinder- und die Alterszahnheilkunde.

Allerdings engt die Spezialisierung auch den Blick ein: Implantologen favorisieren vermutlich Implantate. Vor einem Gang zum Spezialisten kann eine ausführliche Beratung beim Hauszahnarzt einen Überblick geben über alle therapeutischen Möglichkeiten. Bei ausreichender Sachkenntnis kann ein Hauszahnarzt auch die Implantate setzen. Wenn Zahnärzte offen ihre Grenzen ansprechen und fachkundige Kollegen empfehlen, ist das ein gutes Zeichen.

Arztbewertungsportale

Arztbewertungsportale versprechen ihren Nutzern, den für ihre Bedürfnisse besten Arzt zu finden. Doch können sie das erfüllen? Nach rund zehn Jahren Debatte – Arztbewertungsportale gibt es in Deutschland seit 2007 – lautet die Antwort weiterhin: nur bedingt. Das sei „ein heikles Versprechen", urteilte schon 2010 das Ärztliche Zentrum für Qualität in der Medizin (ÄZQ). Die Zahl der Bewertungen pro Arzt sei oft gering, ebenso die Zahl der bewerteten Ärzte. Nicht immer sei ein Schutz vor Missbrauch und Täuschung gegeben. Damit seien viele Portale keine angemessene Hilfestellung bei der Suche nach dem geeigneten Arzt.

Mittlerweile nutzen immer mehr Menschen solche Arztbewertungsportale, und mittlerweile sind auch vermehrt Zahnärzte darin vertreten. Aber die Probleme sind geblieben.

Zu wenig Bewertungen

„Viele grundsätzliche Schwächen" bemängelte die Stiftung Warentest nach dem Test von neun Portalen im Jahr 2011. Vor allem mangele „es ihnen noch an Arztbewertungen". Je weniger Bewertungen für eine Note ausschlaggebend sind, desto weniger repräsentativ ist das Ergebnis. Insbesondere zu Zahnärzten seien noch nicht flächendeckend Einträge verfügbar, erklärten die Betreiber der „Weissen Liste" 2015. Die Weisse Liste ist ein nicht-kommerzielles Arztvergleichsportal der Bertelsmann Stiftung und der Dachverbände der größten Patienten- und Verbraucherorganisationen. Dort müssen mindestens fünf Bewertungen für einen Arzt oder Zahnarzt vorliegen, bevor diese Bewertungen angezeigt werden.

Die Universität Erlangen-Nürnberg hat speziell Zahnärzte beim Bewertungsportal-Marktführer „Jameda" über zwei Jahre analysiert. Ergebnis:

- Die Zahl der Bewertungen für Zahnärzte stieg zwar von 28.800 im Jahr 2012 auf 47.600 im Jahr 2013.
- Aber: 44 Prozent aller niedergelassenen deutschen Zahnärzte wurden auf diesem Portal bewertet, mehr als die Hälfte hat dort also keine Bewertung.
- Auch bedenklich: Gut 45 Prozent der bewerteten Zahnärzte hatten nur eine Bewertung, lediglich gut elf Prozent hatten mehr als fünf Bewertungen.
- Zahnärzte hatten im Schnitt 2012 also gut zwei Bewertungen, andere Mediziner kommen laut weiterer Studien mit

einem Schnitt von 2,37 nicht weit darüber (selbst in den USA liegt der Schnitt nur zwischen 2,3 und 3,2 Bewertungen pro Arzt).

- 89 Prozent der benoteten Zahnärzte bei Jameda erhielten eine sehr gute oder gute Bewertung, drei Prozent erhielten die schlechteste Note.
- Gute Noten vergaben vor allem weibliche, ältere oder privat versicherte Patienten.
- Kinderzahnärzte erhielten die besten Noten, Kieferorthopäden die schlechtesten.

Verzerrung und Manipulation möglich

Können Patienten einen Arzt überhaupt kompetent bewerten? Diese Frage wird seit Jahren diskutiert. Zumindest für die fachliche Qualität des Arztes oder Zahnarztes scheint das schwierig. Denn ob ein Zahnmediziner eine Füllung gut oder schlecht gemacht hat, zeigt sich oft erst Jahre später. Die AOK, die 2010 ihren „Arztnavigator“ startete, stellte damals fest, dass Patienten sich bei der Arztwahl besonders für soziale und kommunikative Aspekte interessieren, etwa wie weit der Arzt Fragen beantwortet, gut und verständlich erklärt oder sie in die Entscheidung einbezieht. Somit wird die Entscheidung für einen Arzt auch nach sehr subjektiven Vorlieben getroffen.

Ein anderes Problem sind „Premium“-Einträge, die Ärzte vor allem bei kommerziellen Anbietern kaufen können. Diese Praxen erscheinen dann über der Trefferliste oder werden farblich hervorgehoben. „Nutzer sollten also immer genau darauf achten, ob sie gerade Werbung oder Wertung eines Arztes anschauen“, so die Stiftung Warentest.

Gut zu wissen

Was bei Bewertungen erlaubt ist: Wegweisend für Bewertungsportale war ein Urteil des Bundesverfassungsgerichts 2010, das die Beschwerde einer Lehrerin gegen das Internetportal „spickmich.de" abwies. Die Pädagogin hatte verlangt, die über sie gespeicherten Daten seien zu löschen. Damit war klar: Bewertungen, auch anonyme, sind als freie Meinungsäußerung gestattet. Meinungen und Kommentare sind erlaubt. 2011 entschied auch das Oberlandesgericht Frankfurt, dass Ärzte und Zahnärzte grundsätzlich Kritik und Bewertungen, auch anonymer Art, im Internet hinnehmen müssen.

Bei Beleidigungen, Beschimpfungen oder falschen Behauptungen sieht das anders aus. Patienten können für falsche Tatsachenbehauptungen rechtlich belangt werden, und Ärzte oder Zahnärzte können vom Portalbetreiber verlangen, solche Einträge zu löschen.

Anfang 2016 entschied zudem der Bundesgerichtshof (BGH), dass Bewertungsportale die Bewertungen gründlicher überprüfen müssen. Damit bekam ein Zahnarzt aus Berlin Recht, der bei einem führenden Anbieter eine schlechte Bewertung erhalten und vergeblich auf Löschung geklagt hatte. Der Nutzer hatte den Zahnarzt dreimal mit der Note sechs bewertet. Der Zahnarzt verlangte Beweise dafür, dass der Patient tatsächlich bei ihm behandelt worden war. Portalbetreiber müssen das also auf Verlangen belegen können, etwa dadurch, dass ein Nutzer einen Nachweis über die erfolgte Behandlung vorlegt (Az. VI ZR 34/15).

So erkennt man ein gutes Bewertungsportal

Es gibt Qualitätskriterien für Arztbewertungsportale. Die hat das Ärztliche Zentrum für Qualität in der Medizin (ÄZQ) im Auftrag der Bundesärztekammer (BÄK) und der Kassenärztlichen Bundesvereinigung (KBV) zusammengestellt („Gute Praxis Bewertungsportale").
In den „Qualitätsanforderungen für Zahnarztbewertungsportale" heißt es, ein gutes Portal biete

- ☐ ein Impressum mit der Identität des Betreibers und einer Kontaktmöglichkeit,
- ☐ Hinweise darauf, wann die Einträge zuletzt aktualisiert wurden,
- ☐ eine transparente Datenschutzerklärung,
- ☐ eine Trennung von Inhalt und Werbung,
- ☐ eine Offenlegung seiner Finanzierung,
- ☐ ein verständliches Bewertungsverfahren,
- ☐ Hinweise darauf, dass Bewertungen nur Einschätzungen zu einzelnen Aspekten der Behandlung geben können,
- ☐ eine redaktionelle Prüfung von Freitextfeldern,
- ☐ Schutz vor Schmähkritik,
- ☐ für betroffene Zahnärzte die Möglichkeit zu Gegendarstellung und/oder Widerspruch.

Vor allem, so das ÄZQ, sollten Patienten bedenken, dass die individuelle Patientenzufriedenheit oder Patientenkritik kein Ersatzkriterium für Behandlungsqualität ist. Und Bewertungsportale könnten auch Schaden anrichten, beispielsweise

- wenn Nutzer einen Arzt suchen und ihn nach der Lektüre von Bewertungen entweder kontaktieren oder meiden, obwohl sie selbst vielleicht ganz anders geurteilt hätten,
- wenn kontroverse Bewertungen Dritter das persönliche Arzt-Patienten-Verhältnis belasten,

- wenn sich vor allem besonders zufriedene oder besonders unzufriedene Patienten zu Wort melden,
- oder wenn persönliche Daten an kommerzielle Betreiber weitergegeben werden (gefragt wird teilweise nach behandelten Krankheiten, Versicherungsart, Alter und Geschlecht).

Zweite Meinung

Patientenvertreter, Krankenkassen und auch Mediziner empfehlen, besonders vor aufwendigen und planbaren Eingriffen eine zweite Meinung einzuholen. Auch in Ratgebern ist dieser Tipp häufig zu finden. Karriere machte die Debatte vor allem bei Rückenschmerzen. Hier könne eine zweite Meinung häufig eine Operation verhindern, argumentieren mehrere Krankenkassen, die offensiv für einen Zweite-Meinungs-Service werben. Laut einer Forsa-Umfrage im Auftrag des Wissenschaftlichen Instituts für Qualität und Effizienz im Gesundheitswesen (WINEG) der Techniker Krankenkasse (TK) würden sich drei Viertel der gesetzlich Versicherten (74 Prozent) eine Zweitmeinung bei einem anderen Mediziner einholen, sollte ihr Arzt eine Operation oder Untersuchung in der Klinik vorschlagen. Anfang 2016 forderte die Deutsche Diabetes Gesellschaft (DDG) ein obligatorisches Zweitmeinungsverfahren vor einer Fußamputation. Und 2016 ergab eine Umfrage der Barmer GEK und der Bertelsmann Stiftung, dass 72 Prozent der 1.598 Befragten nach einer ärztlichen Zweitmeinung ihre ursprüngliche Behandlungsentscheidung ganz oder teilweise ändern. 89 Prozent hielten sie vor wichtigen Untersuchungen und Behandlungen für sinnvoll. Doch wie gut ist eine zweite Meinung eigentlich? Ist sie wissenschaftlich abgesichert? Welche Auswirkungen hat sie? Vieles davon ist noch nicht erforscht.

Anspruch gesetzlich verankert

Da Patienten das Recht der freien Arzt- und Klinikwahl haben, gibt es die Möglichkeit zu einer zweiten Meinung. Bezweifelt ein Patient die vorgeschlagene Therapie, darf er eine andere Praxis aufsuchen. Zahnärzte können dem Patienten dies in Rechnung stellen, rechnen es teils aber als Erstmeinung über die Kasse ab.

> **Tipp**
>
> Wer für eine zweite Meinung zu einem anderen Zahnarzt geht, sollte nicht die gesamte Diagnostik wiederholen lassen, sondern Röntgenbilder o. ä. mitbringen.

Für planbare medizinische Eingriffe, die mutmaßlich zu häufig gemacht werden, gilt seit 2015 eine spezielle Regelung. Klassische Beispiele sind Operationen an Hüfte, Knie oder Rücken.

Auch wenn dies nicht für zahnmedizinische Eingriffe gilt, sind die Kriterien interessant, die ein Arzt erfüllen muss, um mit „besonderer Expertise" eine zweite Meinung zu erbringen. Denn bisher gibt es dafür keine einheitliche Regelung. Das Gesetz nennt

- eine langjährige fachärztliche Tätigkeit in dem jeweiligen Fachgebiet.
- Kenntnisse über den aktuellen Stand der wissenschaftlichen Forschung zur jeweiligen Diagnostik und Therapie, Kenntnisse über Therapiealternativen.
- Erfahrungen mit der Durchführung des jeweiligen Eingriffs.
- eine regelmäßige gutachterliche Tätigkeit in dem jeweiligen Fachgebiet.

Angebote von Kassen und ärztlichen Institutionen

Krankenkassen können laut Gesetz ärztliche Zweitmeinungen anbieten. Einige tun das bereits, entweder mit eigenen Ärzten oder kooperierenden Zentren.

Ebenfalls kostenlos ist das Angebot der Patientenberatungsstellen der Kassenzahnärztlichen Vereinigungen (KZV) und Zahnärztekammern, die 2005 das **Zweitmeinungsmodell** eingeführt haben. Wer gesetzlich versichert ist, Zahnersatz benötigt und bereits einen Heil- und Kostenplan des behandelnden Zahnarztes erhalten hat, kann darüber eine zweite Meinung bekommen **(www.zahnarzt-zweitmeinung.de)**. Speziell geschulte Zahnersatzgutachter können die Art der vorgeschlagenen Therapie überprüfen, also etwa ob ein Implantat besser ist als eine Brücke. Und sie nehmen die Kosten unter die Lupe.

In den Patientenberatungsstellen der Zahnärzteschaft können Patienten Informationen bekommen zu neuen Behandlungsmethoden, zu Behandlungsalternativen, zu Risiken und zu Kostenfragen. Diese Beratungsstellen sind jedoch bundesweit nicht einheitlich erreichbar, sondern je nach KZV nur zu bestimmten Tagen oder Uhrzeiten. Details finden Sie hier: **www.kzbv.de/beratungsstellen-fuer-patienten.759.de.html**

Auch private Anbieter für Zweitmeinungen gibt es, doch sie sind kostenpflichtig.

Nachteile einer zweiten Meinung

Eine zweite Meinung hat das Potenzial, falsche Diagnosen zu reduzieren oder eine Übertherapie zu erkennen. Fällt die zweite Meinung ganz anders aus als die erste, kann das Patienten aber auch verunsichern. Gerade in der Zahnmedizin sind die Behandlungsoptionen so zahlreich, dass auch eine dritte oder vierte Meinung kein einheitliches Bild ergeben kann. Und wie richtig die zusätzliche ärztliche Meinung ist, können Patienten kaum erkennen. Deshalb fordern Experten, dass schon die erste Meinung eine gute wissenschaftliche Grundlage haben und mit Abwägung von Nutzen und Schaden getroffen werden sollte.

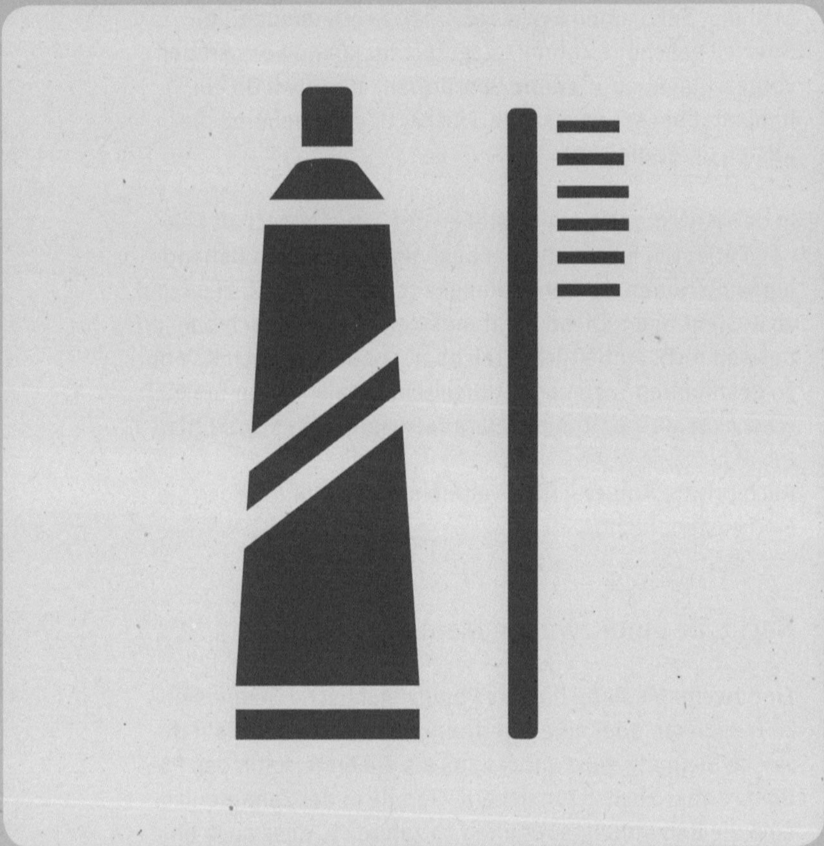

Zähne reinigen

Viele sehen die professionelle Zahnreinigung als nützlich an. Aber es ist eine Prozedur mit Fragezeichen. In diesem Kapitel erfahren Sie, worauf Sie achten sollten, was die Reinigung kosten darf und wann eine Fluoridierung von Kinderzähnen sinnvoll ist. Ebenso finden Sie Tipps für das Zähneputzen zu Hause.

Die professionelle Zahnreinigung

Die professionelle Zahnreinigung (PZR) ist ein Topseller in vielen Zahnarztpraxen. Nach einer Umfrage des Arztbewertungsportals „Jameda" gingen 2012 etwa drei Viertel der Menschen in Deutschland zur professionellen Zahnreinigung – konkret waren es 72 Prozent von 1.384 Befragten. Nur vier Prozent hielten sie für unnötig.

Die meisten nehmen sie offenbar aus medizinischen Gründen in Anspruch: 2015 befragte die Stiftung Warentest mehr als 1.500 ihrer Leser, warum sie zur professionellen Zahnreinigung gehen. „Um meine Zähne gesund zu halten", antworteten 79 Prozent, 46 Prozent, weil der Zahnarzt sie empfohlen habe.

Tatsächlich aber gibt es viele Fragezeichen: Was darf eine PZR kosten, wie ist sie definiert, wie gut wird sie gemacht und wie gut ist ihr Nutzen belegt?

Die Kosten

Die Verbraucherzentralen haben schon mehrfach kritisiert, dass die Kosten je nach Praxis, Aufwand und Region sehr stark schwanken können. Feste Preise gibt es nicht. Die Kassenzahnärztliche Bundesvereinigung sieht eine Preisspanne von etwa 80 bis 120 Euro als realistisch an. Bekannt sind aber auch Preise über 200 Euro. Die PZR ist keine Kassenleistung. Einige gesetzliche Krankenkassen übernehmen die Kosten ganz oder teilweise als freiwillige Zusatzleistung. Seit 2012 gibt es in der Gebührenordnung für Zahnärzte (GOZ) dafür eine eigene Gebührenziffer (Nr. 1.040). Auf dieser Grundlage berechnen die Zahnärzte die Kosten nach Zeitaufwand und Schwierigkeitsgrad.

Tipp

Gesetzliche Kassenleistung für Erwachsene ist eine Zahnsteinentfernung einmal pro Jahr.

Faktoren für die Kalkulation sind zum Beispiel die Anzahl und der Zustand der Zähne sowie Art, Menge und Ursache der Zahnbeläge, ebenso die eingesetzten Methoden und Materialien sowie die Qualifikation der Mitarbeiterin. Bei einem durchschnittlichen Aufwand, also beim 2,3-fachen Faktor, sind das 3,62 Euro pro Zahn.

Die Zahnärztekammer Niedersachsen weist darauf hin, dass Tiefpreise unseriös sind: Bei Ansatz des Mindesthonorars und einem voll bezahnten Gebiss (28 Zähne) könne der Preis nicht unter 44 Euro liegen. Pauschalangebote außerhalb der privaten Gebührenordnung, Rabatte oder Sonderangebote seien unlautere Werbung und damit ein Verstoß gegen die Berufsordnung, das Wettbewerbsrecht und die Gebührenordnung.

Der Ablauf

Bei der professionellen Zahnreinigung sollten harte und weiche Beläge (also Zahnstein und Plaque) auf und zwischen den Zähnen sowie unter dem Zahnfleisch entfernt werden. Das geht mit speziellen Handinstrumenten, mit Ultraschall oder mit einem Gemisch aus Luft, Wasser und feinen Pulverpartikeln („Air-Polishing"). Der Zahnarzt hat die Möglichkeit, die Durchführung der professionellen Zahnreinigung an hierfür qualifiziertes Personal in seiner Praxis zu übertragen. Wichtig ist jedoch, dass er nach Abschluss der Reinigung das Ergebnis und den Zahnzustand kontrollieren muss. Entscheidend ist eine Beratung des Patienten über die richtige Mundhygiene zu Hause. Wie häufig eine professionelle Zahnreinigung empfohlen wird und wie lange sie dauert, hängt von der Mundgesundheit und der Mitarbeit des Patienten ab. Bei einem niedrigen Karies- oder Parodontitis-Risiko sind laut Bundeszahnärztekammer (BZÄK) jährliche oder halbjährliche Termine üblich.

Der Nutzen

Für die BZÄK ist die professionelle Zahnreinigung eine sinnvolle und wirkungsvolle Maßnahme. Denn die häusliche Mundhygiene reiche im Normalfall nicht aus, um Karies und Parodontitis entgegenzuwirken sowie Zähne und Zahnfleisch gesund zu halten. Bei der professionellen Zahnreinigung (PZR) könnten vor allem hartnäckige Ablagerungen und bakterielle Beläge an schwer zugänglichen Zahnflächen entfernt werden. „Eine gründliche PZR ist weit mehr als nur Kosmetik", betonte Anfang 2016 der Vorstandsvorsitzende der Kassenzahnärztlichen Bundesvereinigung Wolfgang Eßer und verwies auf einen „erheblichen Nutzen bei der Prävention von Karies und Parodontalerkrankungen".

In der Wissenschaft ist das jedoch nicht so klar. Weder zum Nutzen noch zu den Zeitabständen gibt es aktuell eindeutige Aussagen. 2013 analysierte das renommierte unabhängige Forschernetzwerk der Cochrane Collaboration die Studien zu dieser Frage. Es bemängelte, dass es nur wenig verlässliche und hochwertige Forschung dazu gebe. Während eine Studie keinen Nutzen oder Schaden der Zahnreinigung im Vergleich zu keiner Zahnreinigung zeigte, weder bei halbjährlicher noch bei jährlicher Behandlung, ergab eine Studie an jungen Luftwaffenkadetten leichte Vorteile einer dreimonatlichen Reinigung gegenüber einer jährlichen.

Auch der IGeL-Monitor der Krankenkassen analysierte die Studienlage, allerdings nur zum Nutzen einer Zahnreinigung für zahngesunde Patienten. Das Prüfportal kam nach einer Abwägung von Nutzen und Schaden zu der Bewertung „unklar“. Für Menschen mit gesundem Zahnfleisch könne eine wiederkehrende Anleitung zur richtigen Zahnpflege ausreichend sein. Für Menschen mit hohem Parodontitis-Risiko gilt die Bewertung nicht.

Gut zu wissen

Seit 2012 begutachtet der IGeL-Monitor des Medizinischen Dienstes des Spitzenverbandes der Krankenkassen (MDS) Individuelle Gesundheitsleistungen. Mitte 2016 waren 36 Bewertungen auf der Internetseite aufgeführt, 14 davon mit „tendenziell negativ“. Die Bewertung der professionellen Zahnreinigung finden Sie unter „IGeL A–Z“: www.igel-monitor.de

Ebenfalls die Literatur gesichtet hat die Deutsche Gesellschaft für Zahnerhaltung (DGZ), die 2013 „Grundlegende Empfehlungen zur Kariesprophylaxe im bleibenden Gebiss“ herausgegeben hat, eine Vorbereitung zu einer Leitlinie. Das Ergebnis der DGZ: Wird eine professionelle Zahnreinigung als Gesamtkonzept mit verschiedenen Maßnahmen verstanden, „ist es möglich, Karies deutlich zu reduzieren“ und auch Parodontalerkrankungen vorzubeugen. Nur Zahnbelag zu entfernen, reiche nicht aus. Für einen langfristigen Erfolg sei es jedoch entscheidend, Patienten bei der Zahnreinigung stets für eigene Mundhygiene zu motivieren und anzuleiten.

Probleme in Forschung und Praxis

Warum ist der Stellenwert der professionellen Zahnreinigung so umstritten? Die Zahnärzteschaft argumentiert, der Nutzen sei seit Langem wissenschaftlich belegt. Wissenschaftliche Analysen kommen dagegen teilweise zu dem Schluss, man könne weder eindeutig einen Nutzen belegen noch definitiv zeitliche Behandlungsabstände empfehlen. Das hat mehrere Gründe:

- Aus Sicht der Methodiker genügen viele Studien nicht den heutigen strengen Maßstäben der evidenzbasierten Medizin.
- Die Studien erlauben keine Aussage darüber, wie effektiv eine einzelne Maßnahme ist
- Der Leistungsumfang einer professionellen Zahnreinigung ist nicht in allen Zahnarztpraxen identisch.

So untersuchte die Stiftung Warentest im kleinen Umfang 2011 und 2015 die Qualität der Zahnreinigung in einigen Praxen. 2015 schickte sie zehn Testpersonen in sieben Zahnarztpraxen und in drei auf Prophylaxe-Leistungen spezialisierte Zentren in Berlin und Nordrhein-Westfalen. Experten beurteilten davor den Zustand der Zähne und danach, wie gründlich Zahnstein und weiche Beläge (Plaque) auf und zwischen den Zähnen entfernt wurden. Das Ergebnis: Keine der zehn Zahnreinigungen habe ein optimales Ergebnis erreicht, so die Stiftung Warentest. In den Zahnzwischenräumen sei im Schnitt etwa die Hälfte des Belags nicht entfernt worden, auf den glatten Flächen blieb ein Drittel des Belags.

Tipp der Tester: Mit Färbetabletten oder Plaquespülungen direkt nach der Zahnreinigung kann jeder zur Probe den eigenen Zahnbelag sichtbar machen, allerdings nicht unterhalb des Zahnfleischsaums. Die Mittel sind in Apotheken oder Drogerien erhältlich und kosten je nach Packungsgröße weniger als zehn Euro. **Tipp:** Es kann auch hilfreich sein, die

Beläge direkt vor der Reinigung in der Zahnarztpraxis mit Färbemitteln sichtbar zu machen. Das muss zwar in der Regel zusätzlich privat bezahlt werden, kann aber dazu beitragen, dass die Beläge wesentlich gründlicher entfernt werden. **(www.pnc-aktuell.de/prophylaxe/story/pilotstudie-verbessert-das-anfaerben-der-plaque-die-ergebnisse-einer-pzr-__4210.html)**.

Grundsätzlich sollten Sie bei einer professionellen Zahnreinigung darauf achten, dass bei der Prozedur alle wichtigen Schritte eingehalten werden. Diese sind:

- Analyse von Zähnen und Zahnfleisch
- Tipps für die Mundhygiene zu Hause
- Beläge entfernen
- Zähne polieren
- Zähne fluoridieren

In der privaten Gebührenordnung heißt es: „Die Leistung umfasst das Entfernen der supragingivalen/gingivalen Beläge auf Zahn- und Wurzeloberflächen einschließlich Reinigung der Zahnzwischenräume, das Entfernen des Biofilms, die Oberflächenpolitur und geeignete Fluoridierungsmaßnahmen, je Zahn oder Implantat oder Brückenglied.“ Wichtig ist also eine gründliche Entfernung der Beläge an allen Seiten des Zahns und im sichtbaren Bereich unterhalb des Zahnfleischsaums („subgingival“, Gingiva = Zahnfleisch).

Verbraucherfalle

Preisvergleich möglich: Falls Sie unsicher sind, ob die Kosten zu hoch sind, können Sie sich Preisvergleiche bei anderen Praxen einholen. Grundsätzlich sind Zahnärzte verpflichtet, Patienten vor Behandlungsbeginn über die voraussichtlichen Kosten aufzuklären (§ 630 c Abs.3 BGB). Ebenfalls erlaubt ist es, nach der Qualifikation der Fachkraft zu fragen: Zumindest sollte es eine Zahnmedizinische Prophylaxeassistentin (ZMP) sein.
Am besten qualifiziert ist eine Dentalhygienikerin (DH).

Tipp

Kassenzuschuss: Fragen Sie bei Ihrer Krankenkasse oder Ihrem privaten Zahnzusatzversicherer, ob die Kosten ganz oder teilweise übernommen werden.
Die Kassenzahnärztliche Bundesvereinigung (KZBV) veröffentlicht seit 2015 eine Liste der gesetzlichen Krankenkassen, die sich an den Kosten beteiligen. 2016 antworteten 63 der insgesamt 118 Kassen. Ergebnis: Die meisten Kassen bieten ihren Versicherten eine Bezuschussung der PZR an, Art und Umfang können jedoch sehr unterschiedlich sein. Teilweise sind Zuschüsse oder eine Kostenübernahme nur in einem Selektivvertrag oder Wahltarif möglich, teilweise nur im Rahmen eines Bonusprogramms. Bei einem Selektivvertrag ist jedoch die freie Zahnarztwahl eingeschränkt.
Die Umfrage-Ergebnisse sind als pdf-Datei zu finden unter www.kzbv.de/pzr-zuschuss (Stand: Februar 2016).

Vorsicht bei Dumpingpreisen

Teilweise versuchen Zahnärzte, Patienten mit einer besonders günstigen Zahnreinigung zu locken. Das ist jedoch nicht zulässig. Das Verwaltungsgericht Münster verurteilte Ende März 2016 einen Zahnarzt zu einer Geldstrafe von 1.000 Euro und erteilte ihm einen Verweis. Der Zahnarzt habe mit Schnäppchenpreisen im Internet und Aboverträgen gegen die Berufsordnung der Zahnärzte verstoßen. Die Zahnärztekammer Westfalen-Lippe hatte sich an einer Facebook-Anzeige gestoßen, in der der Mediziner aus Bielefeld mit einem reduzierten Festpreis von „99 statt 499 Euro" für Bleaching (siehe Seite 147) geworben hatte. Außerdem kritisierte die Kammer, dass er von einer 86-jährigen Patientin eine Jahrespauschale für regelmäßige Zahnreinigungen im Voraus kassiert hatte, als „Excellence-Vertrag für individualprophylaktische Leistungen". 270 Euro sollte die Frau vorab für vier professionelle Zahnreinigungen bezahlen. Laut Verwaltungsgericht dürfen Zahnärzte nur Honorar für bereits erbrachte Leistungen verlangen. Mit Aboverträgen und Vorkasse werde gegen zahnärztliches Berufsrecht verstoßen. (Az. 19 K 1242/12.T)

Schon 2011 und 2013 hatten Gerichte Rabatte bei der Zahnreinigung als unzulässig verurteilt. Die Zahnärztekammer Nordrhein war gegen die Groupon GmbH vorgegangen und bekam in zwei Instanzen Recht (KG Berlin, Urteil vom 9. August 2103 – Az. 5 U 88/12).

Fissurenversiegelung

Wenn Seitenzähne (sogenannte Molaren) auf der Kaufläche längliche Vertiefungen aufweisen, sprechen Zahnmediziner von Fissuren und Grübchen. Darin können sich Bakterien festsetzen.

Um das Eindringen der Bakterien zu verhindern, wird gerade Eltern häufig eine Versiegelung der Zähne ihrer Kinder empfohlen, wenn die bleibenden Backenzähne durchgebrochen sind. Dafür trägt der Zahnarzt auf diese Flächen einen durchsichtigen Lack auf.

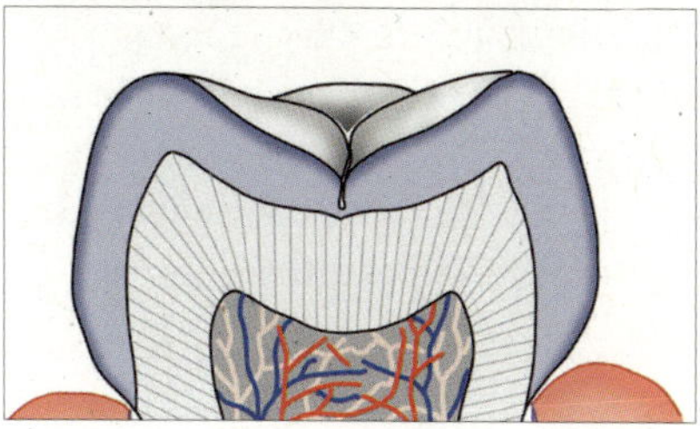

Auf den Kauflächen haben Zähne häufig feine Rillen und Vertiefungen – „Fissuren" und „Grübchen". Sie sind schwer zu reinigen. Daher können sich hier Bakterien sammeln. Betroffen sind vor allem die Backenzähne.

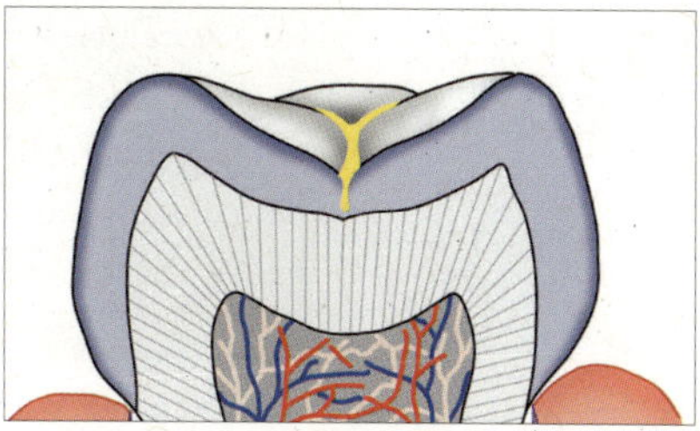

Werden diese Rillen mit einer dünnen Kunststoffschicht versiegelt, sinkt das Kariesrisiko. Die Zahnoberfläche wird dafür gereinigt, getrocknet und leicht angeraut. Der Kunststoff muss aushärten und regelmäßig kontrolliert werden.

Der Nutzen

Das Deutsche Institut für medizinische Dokumentation (DIMDI) hat 2014 einen Bericht zur „Molaren-Versiegelung als Kariesprophylaxe bei Kindern und Jugendlichen mit hohem Kariesrisiko" veröffentlicht. Das Institut, eine nachgeordnete Behörde des Bundesgesundheitsministeriums, kommt nach Auswertung der Studien zu dem Ergebnis, dass Fissurenversiegelungen fast durchgängig gut vor Karies schützen und damit möglicherweise auch Kosten eingespart werden können. Die Deutsche Gesellschaft für Zahnerhaltung (DGZ) betont ebenfalls, dass diese Zähne bei Kindern und Jugendlichen einen „Extraschutz brauchen", weil sie „extrem kariesgefährdet" sind. Der Erfolg hänge „jedoch von der richtigen Verarbeitung ab und erfordert eine regelmäßige Überprüfung".

Verbraucherfalle

Zusatzfluoridierung: Seien Sie skeptisch, wenn Zahnärzte Kindern zusätzlich eine privat zu zahlende Versiegelung für weitere Zähne anbieten. Laut der Leitlinie ist sie nur sinnvoll für die Zähne, für die es auch bezahlt wird. Diese Zähne müssen sauber und kariesfrei sein. Erwachsene müssen eine Versiegelung aus eigener Tasche bezahlen. Sie wird nach der privaten Gebührenordnung für Zahnärzte berechnet und kann zwischen fünf und 17 Euro pro Zahn kosten.

In der Leitlinie zu „Fluoridierungsmaßnahmen zur Kariesprophylaxe", einer wissenschaftlichen Entscheidungshilfe für Zahnärzte, wird für Kinder und Jugendliche zweimal jährlich das Auftragen des fluoridhaltigen Lacks empfohlen, vor allem bei erhöhtem Kariesrisiko. Bei Patienten mit stark erhöhtem Kariesrisiko sollte das in der Regel viermal pro Jahr gemacht werden, „weil dann eine verbesserte kariesreduzierende Wirkung zu erwarten ist".

Die Kosten

Die Fissurenversiegelung ist für Kinder und Jugendliche zwischen 6 und 18 Jahren kostenfrei. Das bezieht sich jedoch nur auf die beiden bleibenden Backenzähne vor den Weisheitszähnen, also auf die Molaren sechs und sieben.

Zähneputzen zu Hause

Das Wichtigste für gesunde Zähne ist die eigene Mundhygiene, also das Zähneputzen zu Hause. 2013 hat die Deutsche Gesellschaft für Zahnerhaltung (DGZ) neue Empfehlungen zur Kariesvorbeugung herausgegeben, aus denen eine Leitlinie entsteht. Die Kernpunkte:

- Nach zwei Minuten Putzzeit sind die Zähne deutlich sauberer als nach einer Minute.
- Es wird vermutet, dass die karieshemmende Wirkung des Zähneputzens eher von der Qualität als von der Häufigkeit des Zähneputzens abhängt.
- Es ist nachgewiesen, dass Zähneputzen zweimal täglich mit einer fluoridhaltigen Zahnpasta das Kariesvorkommen reduziert.
- Zähneputzen ist besonders wirksam, wenn die Zahnbürste nicht einmal, sondern mindestens zweimal täglich zum Einsatz kommt – und zwar nach den Mahlzeiten. Durchschnittlich wird durch einminütiges Zähneputzen eine Plaquereduktion von 27 Prozent, durch zweiminütiges Zähneputzen von 41 Prozent erreicht.
- Elektrische Zahnbürsten arbeiten effektiver.
- Die Anwendung von Zahnseide oder Zahnzwischenraumbürsten ist dann zu empfehlen, wenn durch die Zahnbürste nicht alle Speisereste und oder Beläge weitestgehend entfernt werden. Sonst fand die DGZ keine Belege, dass eine regelmäßige Anwendung von Zahnseide Karies vorbeugt.

Die unabhängige Cochrane Collaboration hat 2011 die verfügbaren Studien zum Nutzen von Zahnseide ausgewertet und 2013 die Studien zum Nutzen von Zahnzwischenraumbürsten. Beide Male bemängelten die Forscher die Qualität der Studien, kamen aber zu dem Schluss, dass die Bürsten effektiver Zahnfleischentzündungen verhindern als Zahnseide.

So schützen Sie Ihre Zähne am besten:

1. Mindestens zweimal täglich die Zähne mit fluoridhaltiger Zahnpasta putzen. Falls nötig, Zahnzwischenräume mit Zahnseide oder Zahnzwischenraumbürsten reinigen.
2. Maximal vier zuckerhaltige Zwischenmahlzeiten pro Tag (zum Beispiel Gebäck, Süßigkeiten aber auch Obst(-Smoothies), Früchtejoghurts usw.).
3. Nach Mahlzeiten zuckerfreie Kaugummis kauen, falls Putzen nicht möglich ist
4. Individuell ärztlich abgestimmt: Fluoridierungsmaßnahmen, professionelle Zahnreinigung etc.
5. Kariesgefährdete Fissuren und Grübchen versiegeln, bei Erwachsenen im Einzelfall.

Gut zu wissen

Eine fluoridhaltige Zahnpaste schützt vor Karies, ebenso ein in der Praxis aufgetragener Fluoridlack. Zu viel Fluorid kann aber schaden. Dann kann es zu einer Fluorose kommen, erkennbar an weißen Flecken auf den Zähnen. Besprechen Sie deshalb die Dosierung mit Ihrem Zahnarzt. Fluoridtabletten sollten nur dann genommen werden, wenn weder in der Zahnpasta noch im Speisesalz Fluorid enthalten ist.

Putzen wir wirklich so gut?

Zwar gaben in einer Umfrage der Universität Witten/Herdecke 59 Prozent von knapp über 1.000 Befragten an, die Zahnzwischenräume zu reinigen, und 65 Prozent sagen, sie putzen zweimal täglich die Zähne. Aber vielleicht ist das nicht die ganze Wahrheit. Denn die Angaben, die in anderen Studien ähnlich sind, passen nicht zu den Verkaufszahlen der nötigen Hilfsmittel. So müssten die Deutschen eigentlich vier bis sechs Zahnbürsten pro Jahr kaufen und mehr als sieben Tuben Zahnpasta verdrücken. Tatsächlich kauften sie laut dem Statistischen Jahrbuch der Bundeszahnärztekammer nur gut fünf Tuben Zahnpasta und im Schnitt 2,9 Zahnbürsten pro Person und Jahr. Für Zahnseide sind 50 Zentimeter pro Tag empfohlen, also rund 180 Meter pro Jahr. Verkauft werden nach Herstellerangaben im Schnitt nur drei bis fünf Meter pro Jahr und pro Person. Bei Zahnzwischenraumbürsten ist das Verhältnis zwischen gekaufter und empfohlener Menge noch schlechter.

Tipp

So putzen Sie richtig: Ohne Zähneputzen keine sauberen Zähne. Aber wer zu fest schrubbt, kann die Zahnoberfläche und das Zahnfleisch schädigen. Ideal ist eine gründliche, aber auch schonende Zahnpflege.

- Die Putztechnik: nicht zu viel Druck mit der Zahnbürste ausüben. Richtwert sind 100 Gramm – leicht zu testen: Drücken Sie mal mit Ihrer Zahnbürste auf die Küchenwaage. Sie werden staunen!
- Nicht horizontal bürsten, sondern vertikal rütteln von Rot nach Weiß. Systematisch putzen: zum Beispiel von links oben nach rechts unten, jeden Zahn einzeln säubern und keine Zahnfläche vergessen.
- Der Fluoridgehalt der Zahnpasta: Für Kinder bis sechs Jahren wird ein Fluoridgehalt von 500 ppm (parts per million, also 1.000 Milligramm pro Kilogramm) empfohlen. Ältere Kinder können nach Angaben der Informationsstelle für Kariesprophylaxe im Prinzip eine Erwachsenenzahnpasta benutzen oder eine Junior-Zahnpasta (bis zwölf Jahre). Beide enthalten maximal 1.500 ppm Fluorid.

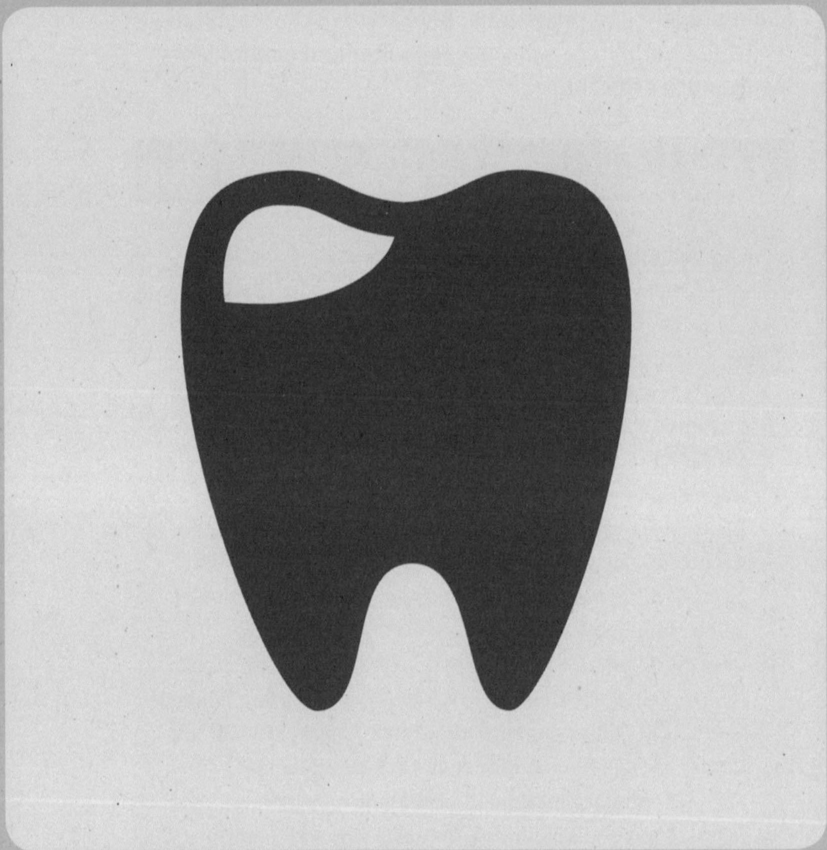

Zähne reparieren

Ist ein Zahn geschädigt, sollte der Zahnarzt so viel Substanz erhalten wie möglich. Wenn eine Füllung nötig ist, haben Kassenpatienten Anspruch auf eine Behandlung ohne Zuzahlung. Das gilt unter gewissen Voraussetzungen auch bei einer Wurzelkanalbehandlung. Vor und nach einer Parodontitis-Therapie ist jedoch vieles selbst zu bezahlen.

Füllungen

Wenn bereits ein richtiges kariöses Loch entstanden ist, geht es nicht ohne Bohrer. Dabei ist so viel Zahnsubstanz wie möglich zu erhalten. Das Loch kann mit verschiedenen Materialien gefüllt werden. Gesetzlich Versicherte haben einen Anspruch auf eine Füllung ohne eigene Zuzahlung.

52,1 Millionen Zahnfüllungen rechneten die Zahnärzte im Jahr 2014 nach Angaben der Kassenzahnärztlichen Bundesvereinigung (KZBV) ab. 2001 waren es noch gut 61,3 Millionen.

Die Varianten

Amalgam: Die Mischung aus Quecksilber, Silber, Kupfer und Zinn ist preiswert, gut zu verarbeiten, lange haltbar und eignet sich vor allem für große Defekte in den viel belasteten Mahlzähnen („Backenzähne"). Nach zahlreichen Diskussionen um mögliche Gesundheitsschäden wird Amalgam jedoch immer seltener angeboten und nachgefragt. Dabei ist Amalgam nach Angaben der Kassenzahnärztlichen Bundesvereinigung „der älteste, besterforschte zahnärztliche Werkstoff und wird in der Regel problemlos vertragen". Die Alternativen haben ebenfalls Nachteile.

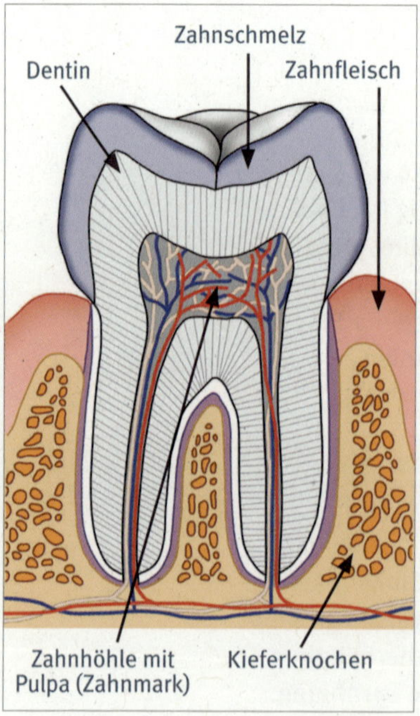

Gesunder Zahn: Karies entsteht durch Zahnbelag, eine Bakterienmasse, die Zucker in Säuren umwandelt. Die Säuren entkalken den Zahnschmelz.

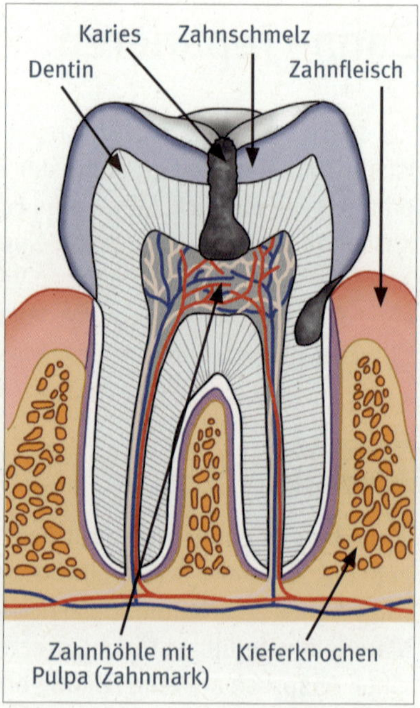

Kariöser Zahn: Weiße oder braune Flecken auf den Zähnen zeigen eine beginnende Karies. Schreitet sie voran, entstehen Löcher im Zahninneren.

Das sind die Alternativen zu Amalgam:
Komposite: Die Mischung aus Kunststoff und Glaskeramik ist die häufigste zahnfarbene Füllung und immer stabiler geworden, sodass sie heute auch für die stark belasteten Seitenzähne geeignet ist. Allerdings ist das Material nicht so haltbar wie Amalgam, und gesundheitliche Risiken durch Kunststoffe im Mund sind derzeit nicht auszuschließen. Auch hier sind Allergien möglich, zudem muss der Zahn chemisch vorbereitet werden, damit die Füllung haftet. Das kann in bestimmten Fällen die Pulpa gefährden. Und Komposit schrumpft beim Aushärten. Bildet sich dadurch ein Spalt zwischen Zahn und Füllung, kann dort erneut Karies entstehen.

Gut zu wissen

Kein Schuldspruch für Amalgam. Keine sichereren Belege für einen Zusammenhang zwischen Amalgamfüllungen und chronischen Erkrankungen: So lautete 2007 die Bilanz in einem Amalgam-Bericht des Robert Koch-Instituts. Was durch Amalgam an Quecksilber in den Körper gelangt, liegt laut KZBV „durchschnittlich etwa in der gleichen Größenordnung wie die Quecksilberbelastung durch die Nahrung“ und sei nach neuesten internationalen wissenschaftlichen Kenntnissen unbedenklich. Auch das Deutsche Krebsforschungszentrum betont, es sei nicht zweifelsfrei gesichert, ob Nervenschädigungen, Müdigkeit oder chronische Kopfschmerzen tatsächlich auf Amalgam zurückzuführen sind. Dass Amalgamfüllungen das Krebsrisiko erhöhen, dafür gebe es „keine wissenschaftlichen Beweise“. In Europa wurde zwar ein Amalgam-Verbot diskutiert, doch der Rat der Europäischen Zahnärzte (Council of European Dentists, CED) sprach sich 2010 dagegen aus, solange kein vergleichbares Zahnersatzmaterial zur Verfügung stehe.

Als „vorsorglicher Gesundheitsschutz“ gilt die Empfehlung, wer nach Möglichkeit keine Amalgamfüllungen erhalten sollte:

- Kinder
- Schwangere und stillende Frauen
- Patienten mit eingeschränkter Nierenfunktion
- Patienten mit nachgewiesener Allergie gegen Amalgam oder einen seiner Bestandteile oder solche die auf Amalgam schon mit Entzündungen im Mund reagiert haben
- Patienten, deren andere Metallfüllungen direkt an eine neue Amalgamfüllung angrenzen würden (mögliche elektrochemische Reaktionen mit Geschmacksveränderungen)

(Quelle: Bundesinstitut für Arzneimittel und Medizinprodukte, BfArM)

Verbraucherfalle

Patienten mit einer nachgewiesenen Amalgamallergie gemäß den Kriterien der Kontaktallergiegruppe der Deutschen Gesellschaft für Dermatologie oder einer schweren Niereninsuffizienz können Kompositfüllungen im Seitenzahnbereich erhalten. Die Krankenkasse zahlt dann einen Zuschuss in Höhe der Kosten einer Kunststoff-Füllung. Wer das in Anspruch nehmen möchte, braucht jedoch eine ärztliche Bescheinigung und muss dem Zahnarzt den Allergiepass vorlegen. Mit der Krankenkasse muss das vor einer Füllungstherapie geklärt werden. Im Nachhinein ist kaum ein Anspruch möglich. So wies das Oberlandesgericht Hamm 2016 eine Klage einer Patientin ab, die nach einer Versorgung mit Amalgam eine Allergie geltend machte und Schadensersatz gefordert hatte.

Glasionomerzement/Kompomer: Für kleinere Defekte, kariöse Milchzähne oder als provisorische Füllung wird Glasionomerzement verwendet oder Kompomer, ein Kombinationswerkstoff aus Glasionomerzement und lichthärtenden Kunststoffbestandteilen. Glasionomerzement kann als Übergangslösung bei Schwangeren, bei der Füllungstherapie kariöser Milchzähne und kleinerer Kariesdefekte am Zahnhals als Kassenleistung abgerechnet werden. Fragen Sie bei Bedarf Ihren Zahnarzt danach.

Inlays: Ein Inlay ist eine sogenannte Einlagefüllung, die nicht vom Zahnarzt direkt im Zahn geformt, sondern vorher im Labor oder mittels neuer Computertechnik in der Praxis passgenau hergestellt und dann in einem Stück eingesetzt wird. Es ist mit mehreren hundert Euro eine teure, aber zugleich langlebige Variante. Inlays können aus Goldlegierungen, Nichtedelmetall-Legierungen oder aus Keramik hergestellt werden. Vorher ist ein Abdruck nötig. Ein umfangreicheres

Inlay, das auch einen oder mehrere der Zahnhöcker umfasst, wird Onlay (siehe Abbildung unten) genannt. Der Übergang zu einer Teilkrone ist fließend. Auch dies wird meist als Goldlegierung oder aus Keramik angeboten. Inlays sind nicht Bestandteil des Leistungskatalogs der gesetzlichen Krankenversicherung, müssen also selbst bezahlt werden.

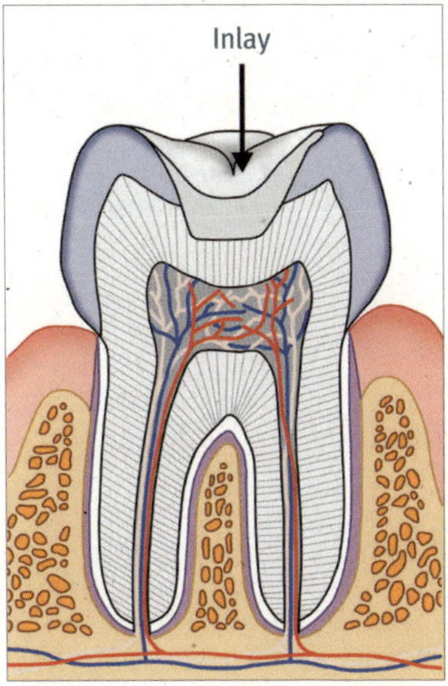

Inlay: Ein Inlay ist eine Alternative zur Füllung, es ersetzt Teile der Kaufläche und wird in der Regel mit Zement im Zahn befestigt. Die Kaufläche ist nicht vollständig bedeckt.

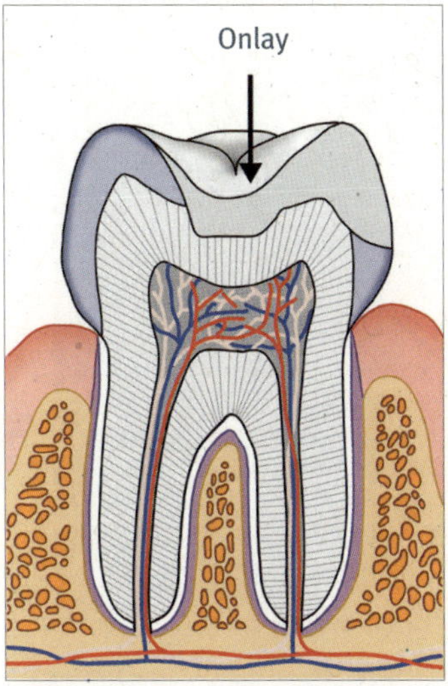

Onlay: Ein Onlay bedeckt auch die Höcker vom Zahn und wird wie ein Inlay individuell angefertigt. Es geht weniger Zahnsubstanz verloren als bei einer Krone.

Gold: Das Edelmetall wird nicht im Reinzustand, sondern als Mischung („Legierung“) mit anderen Metallen in Zahnarztpraxen verwendet. Goldlegierungen gelten als hochwertig, gut verträglich und sind sehr lange haltbar. Nachteil: Sie sind teurer und allergische Reaktionen sind möglich. Zudem können Edelmetall-Legierungen zu Temperaturempfindlichkeiten führen.

Entscheidungshilfe: Welche Zahnfüllung soll es sein?

Die Entscheidung für eine bestimmte Füllungstherapie fällt nicht immer leicht. Je nachdem, welcher Zahn betroffen ist, können Patienten sowohl die Füllungsart als auch das Material auswählen. Hier ein Überblick über die wichtigsten Faktoren, die Sie bei Ihrer Entscheidung berücksichtigen sollten.

	Amalgam	Glasionomerzement
Farbe und Ästhetik	silbrig	matt/hell
Für welche Zähne geeignet?	Seitenzähne	Milchzähne, provisorische Füllung für Front- und Seitenzähne
Durchschnittliche Haltbarkeit (1)	8–10 Jahre	1–2 Jahre
Aufwand und Kosten (2)	*	*
Leistung der Krankenkasse	Gesamtkosten	Gesamtkosten

1) Hinweis zur Haltbarkeit
Aussagen über die Haltbarkeit einer Füllung sind nur statistisch möglich. Im Einzelfall bestimmen neben dem Füllungsmaterial auch die Lage und Größe der Füllung die Haltbarkeit. Großen Einfluss auf die Lebensdauer einer Füllung hat außerdem das Zahnpflegeverhalten. Wer seine Zähne gut pflegt, dessen Füllungen können überdurchschnittlich lange halten.

2) Hinweis zum entstehenden Aufwand
* = normaler Aufwand
** = höherer Aufwand
**** = sehr hoher Aufwand

Kompomer	Komposit	Goldinlay	Keramikinlay
zahnfarben	zahnfarben	goldfarben	zahnfarben
Front- und Seitenzähne	Front- und Seitenzähne	Seitenzähne	Seitenzähne
4–6 Jahre	6–8 Jahre	10–15 Jahre	8–10 Jahre
**	**	****	****
Kosten in Höhe A8:G13 Amalgam-füllungen	bei Frontzähnen Gesamtkosten (Einschichttechnik), bei Seitenzähnen Kosten für Amalgamfüllung	Kosten in Höhe vergleichbarer Amalgamfüllungen	Kosten in Höhe vergleichbarer Amalgamfüllungen

Quelle: www.kzbv.de/entscheidungshilfe-welche-zahnfuellung-soll-es.191.de.html und www.prodente.de/presse/schwerpunkt/einzelansicht/schwerpunkt/materialkunde-zahnmedizin-beim-zahnarzt-fuellung-to-go.html

Keramik: Das Material passt sich optisch perfekt den natürlichen Zähnen an. Es ist sehr gut verträglich, farbbeständiger als Kunststoffmischungen und stabil. Genau das ist ein Nachteil: Keramik ist sehr hart und beim Zähneknirschen oder starkem Zubeißen bruchgefährdet. Lebensdauer: Zehn bis 15 Jahre, so die Deutsche Gesellschaft für Zahn-, Mund- und Kieferheilkunde (DGZMK). Vorteil gegenüber Gold: Keramik leitet Temperaturreize nicht weiter.

Gewährleistung

Kassenzahnärzte sind laut Gesetz verpflichtet, bei Füllungen und Zahnersatz für Mängel zu haften. Dies wird Gewährleistung genannt und bedeutet, dass Füllungen oder Zahnersatz kostenlos repariert oder erneuert werden, sofern der Patient keine Schuld an dem Mangel hat. Diese Gewährleistung gilt für zwei Jahre ab dem Zeitpunkt des Einsetzens. Wenn Milchzahn- oder Zahnhalsfüllungen innerhalb von zwei Jahren erneuert werden müssen, ist das auch kostenfrei, fällt jedoch nicht unter die Gewährleistung. Der Zahnarzt kann dies als Wiederholungsfüllung mit der Kasse abrechnen. Gleiches gilt für mehr als dreiflächige Füllungen oder bei Vorerkrankungen wie Bruxismus (Zähneknirschen).
Mehr im Kapitel „Streit um die Zähne" auf Seite 157

Die Kosten

Wer gesetzlich versichert ist, hat einen Anspruch auf eine zuzahlungsfreie Füllungstherapie. Das heißt: Eine Füllung ohne eigene Zuzahlung muss möglich sein. Im Frontzahnbereich ist dies eine Kunststoff-Füllung, im Seitenzahnbereich eine Amalgamfüllung. Wer eine nachgewiesene Amalgamallergie hat, kann auch im Seitenzahnbereich kostenlos eine Kunststoff-Füllung bekommen.

Die Kosten für eine Amalgamfüllung rechnet der Zahnarzt nach der Gebührenordnung für Kassenzahnärzte ab. Zahnärzte, die kein Amalgam verwenden, müssen im Seitenzahnbereich eine zuzahlungsfreie Alternative anbieten, die das Wirtschaftlichkeitsgebot der gesetzlichen Krankenversicherung erfüllt. Vorgegeben ist ein „erprobtes und praxisübliches Füllmaterial". Tipp: Ein provisorisches Material sollte es nicht sein.

Mehrkostenvereinbarung

Wer über die Kassenleistung hinausgeht, muss bei Füllungen eine sogenannte Mehrkostenvereinbarung unterschreiben. (siehe Seite 58)

Abgerechnet wird nach der privaten Gebührenordnung für Zahnärzte (GOZ). Die gesetzlichen Krankenkassen übernehmen einen Anteil der Kosten, nämlich in Höhe der vergleichbar preisgünstigsten im Zahn geformten Füllung.

Beispiel: Sie haben keine Amalgamallergie, wünschen im Seitenzahnbereich aber aus optischen Gründen eine zahnfarbene Füllung. Oder Sie möchten bei Kunststoff-Füllungen statt der Einschichttechnik, die im Frontzahnbereich Kassenleistung ist, die höherwertige und aufwendigere Mehrschichttechnik. Solche Mehrkosten sind laut Gesetz (SGB V, §28 Abs. 2 Satz 4, 5, 6) selbst zu bezahlen. Der Zahnarzt muss Patienten über die Kosten informieren und eine schriftliche Einwilligung einholen. Patienten müssen also unterschreiben,

Verbraucherfalle

Zuzahlung: Patientenvertreter und manche Zahnärzte bemängeln, dass zuzahlungsfreie Füllungen kaum noch angeboten werden. Dabei darf die Behandlung von Kassenpatienten nicht vom Abschluss einer Mehrkostenvereinbarung abhängig gemacht werden. Patienten können also bei Füllungen selbstbewusst eine Lösung einfordern, die für sie nichts kostet. Nur mündlich geschlossene Mehrkostenvereinbarungen sind laut Gesetz übrigens unwirksam. Mehr noch: Der Patient ist nicht zur Zahlung verpflichtet, wenn der Zahnarzt keine schriftliche Mehrkostenvereinbarung eingeholt hat. (§§ 125, 126 BGB)

Vereinbarung gem. § 28 Abs. 2 Satz 2 SGB V* (Mehrkosten bei Füllungen)

zwischen

____
Patient/-in bzw. Zahlungspflichtige/-r

und

____
Zahnärztin/Zahnarzt

für

____
Patient (falls abweichend vom Zahlungspflichtigen)

Region	Geb.-Nr.	Leistungsbeschreibung	Faktor	Anzahl	Betrag EUR
		Geschätzte Material- und Laborkosten			
		Abzüglich der Kosten gem. den BEMA-Pos. 13a - d			
		Voraussichtliche Mehrkosten			

Erklärung des Versicherten
Ich bin von meiner Zahnärztin / meinem Zahnarzt über die nach den gesetzlichen Bestimmungen (§ 28 Abs. 2 SGB V) und den Richtlinien des Gemeinsamen Bundesausschusses ausreichende, zweckmäßige und wirtschaftliche Versorgung mit Zahnfüllungen unterrichtet worden. Ich wünsche eine darüber hinausgehende Versorgung auf Grundlage der Gebührenordnung für Zahnärzte (GOZ) und verpflichte mich, die anfallenden Mehrkosten selbst zu tragen.

Ort, Datum	Ort, Datum
Unterschrift Patient/-in bzw. Zahlungspflichtige/-r	Unterschrift Zahnärztin/Zahnarzt

***§ 28 Abs. 2 Satz 1 – 5 Sozialgesetzbuch, fünftes Buch (SGB V):**
„Die zahnärztliche Behandlung umfasst die Tätigkeit des Zahnarztes, die zur Verhütung, Früherkennung und Behandlung von Zahn-, Mund- und Kieferkrankheiten nach den Regeln der zahnärztlichen Kunst ausreichend und zweckmäßig ist; sie umfasst auch konservierend-chirurgische Leistungen und Röntgenleistungen, die im Zusammenhang mit Zahnersatz einschließlich Zahnkronen und Suprakonstruktionen erbracht werden. Wählen Versicherte bei Zahnfüllungen eine darüber hinausgehende Versorgung, haben sie die Mehrkosten selbst zu tragen. In diesen Fällen ist von den Kassen die vergleichbare preisgünstigste plastische Füllung als Sachleistung abzurechnen. In Fällen des Satzes 2 ist vor Beginn der Behandlung eine schriftliche Vereinbarung zwischen dem Zahnarzt und dem Versicherten zu treffen. Die Mehrkostenregelung gilt nicht für Fälle, in denen intakte plastische Füllungen ausgetauscht werden."

Wer bei Füllungen zuzahlt, muss diese Mehrkostenvereinbarung unterschreiben. Damit erklären Versicherte, dass sie über die Kassenleistung aufgeklärt wurden und ausdrücklich eine darüber hinausgehende Versorgung wünschen.

dass sie über die Kassenleistung aufgeklärt worden sind und ausdrücklich die teurere Variante wünschen. Das gilt auch für Füllungen, die nicht im Zahn geformt, sondern vorher im Labor gefertigten werden (Inlays). Kompositfüllungen können je nach Größe und Aufwand bis zu 150 Euro oder mehr kosten.

Anfangskaries: Was geht ohne Bohrer?

Bei Karies im Anfangsstadium muss der Zahnarzt in der Regel nicht bohren. In diesem Fall kann es reichen, die Mundhygiene zu intensivieren oder einen hoch konzentrierten Fluoridlack aufzutragen. Allerdings ist die Fluoridierung nur bis zum 18. Lebensjahr eine Kassenleistung (maximal zweimal jährlich). Für Erwachsene wird das nach der der Gebührenordnung für Zahnärzte (GOZ) berechnet (ab 2,81 Euro pro Zahn und Sitzung). Nach einer schwedischen Studie von 2014 wirkt eine zusätzliche Lackfluoridierung jedoch nicht besser gegen Zahnzwischenraumkaries als alleiniges Putzen mit fluoridierter Zahnpasta, zumindest bei einem eher niedrigen Kariesrisiko.

Möglich ist auch eine „mikroinvasive“ Behandlung. Dabei füllt der Zahnarzt die Poren an Stellen mit beginnender Karies mit flüssigem Kunststoff. Diese Infiltration wird vor allem an schwer zugänglichen Stellen eingesetzt, etwa bei Zahnzwischenraumkaries. Auch Entkalkungen an Frontzähnen nach einer kieferorthopädischen Therapie können damit behandelt werden. Auch dieses Verfahren muss selbst bezahlt werden. Kosten pro Zahn: bis zu 100 Euro.

Wichtig: Die Karies kann nur gestoppt werden, wenn Patienten mitarbeiten und regelmäßig zu Hause die Zähne putzen sowie Zwischenmahlzeiten und süße Getränke reduzieren. Regelmäßige Kontrollen beim Zahnarzt sind ratsam.

Gut zu wissen

Wie entsteht Karies? Wenn sich bestimmte Bakterien aneinanderheften, bilden sie eine klebrige Substanz, die sich als Belag auf den Zähnen festsetzt. Wird dieser Belag, auch Plaque oder Biofilm genannt, nicht regelmäßig entfernt, können sich die Bakterien gut vermehren. Sie ernähren sich vor allem vom Zucker, den sie in Säuren umwandeln. Diese Säuren entkalken (entmineralisieren) den Zahnschmelz. Wird diese äußere Zahnschicht porös, dringen die Bakterien in den Zahn ein und können ihn von innen heraus zerstören. Bis es soweit kommt, dauert es nach heutigen Erkenntnissen mehrere Jahre. Denn der Speichel kann kleinere Schäden reparieren, weil er die Zähne remineralisiert. Wer aber seine Zähne durch üppigen Zuckerkonsum und schlechte Zahnpflege sehr oft und sehr lange diesen Säuren aussetzt, stört das Gleichgewicht zwischen Entkalkung und Reparatur. Das Kariesrisiko hängt laut Bundeszahnärztekammer auch von „körpereigenen bzw. immunologischen Faktoren" ab: von der Fließrate des Speichels oder von der Zusammensetzung der im Zahnbelag vorhandenen Bakterien.

Parodontitis-Behandlung

Parodontitis ist mehr als eine Zahnfleischentzündung. Bei dieser Krankheit ist der Zahnhalteapparat entzündet, auch Zahnbett oder Parodont genannt. Ursache ist meist eine schlechte Mundhygiene, aber Parodontitis ist eine multifaktorielle Erkrankung. Risikofaktoren sind etwa das Rauchen, eine genetische Disposition oder ein Diabetes. Eine Parodontitis ist anfangs nicht schmerzhaft und wird häufig spät entdeckt. Unbehandelt führt sie zum Knochenabbau und langfristig zum Zahnverlust.

Parodontitis

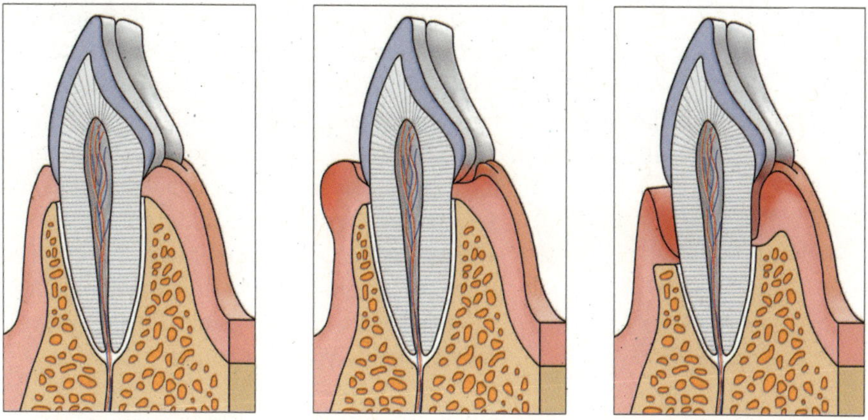

Gesundes Zahnfleisch: Das Zahnfleisch ist zartrosa, blutet nicht bei Berührungen, liegt eng am Zahn an und füllt die Zahnzwischenräume vollständig aus. Der Zahn ist frei von Belägen.

Entzündetes Zahnfleisch (Gingivitis): Das Zahnfleisch ist gerötet und geschwollen, es blutet leicht bei Berührung. Bakterielle Beläge haben sich auf den Zähnen festgesetzt und zu Verfärbungen geführt.

Entzündeter Zahnhalteapparat (Parodontitis): Das Zahnfleisch geht zurück. Gifte des Bakterienstoffwechsels lösen im Zahnfleisch eine Immunabwehr aus. Es kommt zum Knochenabbau, die Zähne lockern sich.

Zahnmediziner unterscheiden eine leichte, eine mittlere und eine schwere Form der Parodontitis. Laut der jüngsten Mundgesundheitsstudie haben 8,2 Prozent der 35- bis 44-Jährigen eine schwere Parodontitis und 19,8 Prozent der 65- bis 74-Jährigen.

Was wird gemacht?

Die Parodontitis-Behandlung ist in drei Etappen gegliedert: Es gibt eine Vorbehandlung, dann die eigentliche Therapie und die Nachbehandlung. Auch wenn hier kein Zahn repariert wird, sondern das Zahnfleisch, ist es doch ein wichtiger Aspekt der Zahnerhaltung.

Gut zu wissen

Wichtig Eine Parodontitis-Behandlung ist genehmigungspflichtig, muss also bei gesetzlich Versicherten vor Beginn bei der Krankenkasse beantragt werden.

Bei der **Vorbehandlung** erhalten Patienten eine Anleitung für die eigene Mundhygiene, um Zahnbeläge täglich selbst möglichst vollständig entfernen zu können. Um festzustellen, welcher Behandlungsbedarf besteht, misst der Zahnarzt die Zahnfleischtaschen mit einer feinen Sonde. Reizfaktoren und Zahnstein müssen entfernt werden, sonst übernehmen die Krankenkassen die Therapiekosten nicht. Sogenannte „irritierende Faktoren" sind überstehende Kronenränder oder Karies. Eine professionelle Zahnreinigung kann eine sinnvolle Vorbehandlung sein, ist aber keine verpflichtende Voraussetzung.

Tipp

Statt einer Zahnreinigung können eventuell eine Zahnsteinentfernung und die alleinige Entfernung harter und weicher Beläge ausreichen.

Bei der **systematischen Parodontitistherapie** entfernt der Zahnarzt Beläge von den Wurzeloberflächen und aus den Zahnfleischtaschen, meist unter örtlicher Betäubung („geschlossenes Vorgehen") Um Zahnstein und Bakterien aus schwer zugänglichen Zahnfleischtaschen und Wurzelgabelungen zu entfernen, ist in manchen Fällen ein chirurgischer Eingriff nötig („offenes Vorgehen").

Die **Nachbehandlung** heißt fachlich „Unterstützende Parodontitistherapie" (UPT). In regelmäßigen Abständen werden bakterielle Beläge von den Zähnen entfernt, die Zahnfleischtaschen gemessen und bei Bedarf gereinigt. Das ist eine Unterstützung, denn ohne gute eigene Mundhygiene kommt die Parodontitis zurück.

Die **Mitwirkung des Patienten** ist entscheidend für den Erfolg der Behandlung. Deshalb ist in allen drei Behandlungsphasen vorgesehen, dass der Zahnarzt die Mundhygiene des Patienten analysiert und genaue Empfehlungen für die Zahnpflege zu Hause gibt (siehe Seite 66, Therapietreue).

Wie oft **Nachsorgetermine** nötig sind, hängt vom Schweregrad ab und vom individuellen Erkrankungsrisiko. Meist raten Zahnärzte zu Nachuntersuchungen im Abstand von drei bis sechs Monaten. Ob eine Therapie erfolgreich ist, lässt sich vor allem daran ablesen, ob die Tiefe der Zahnfleischtaschen zurückgeht. Ein einmal entstandener Knochenrückgang kann jedoch meist nicht rückgängig gemacht werden.

Die Kosten

Diese Eingriffe werden dem Versicherten von der gesetzlichen Krankenversicherung erstattet:

- die Messung des Parodontalen Screening-Indexes (PSI) alle zwei Jahre zur Feststellung parodontalen Behandlungsbedarfs bei bisher unbehandelten Patienten.
- das Entfernen von Zahnstein einmal pro Jahr.
- bei den Vorbehandlungen vor der eigentlichen Parodontitistherapie die Beseitigung irritierender Faktoren (überstehende Füllungsränder), das Füllen offener kariöser Stellen, die Wurzelkanalbehandlung marktoter Zähne und das Ziehen nicht erhaltungswürdiger Zähne.
- die systematische Parodontitistherapie, also ein geschlossenes Vorgehen (nicht-chirurgisch) bei Zahnfleischtaschen ab 3,5 Millimeter Tiefe und gegebenenfalls ein offenes Vorgehen, wenn danach noch Zahnfleischtaschen von mehr als 5,5 Millimetern Tiefe vorhanden sein sollten.
- falls nötig eine zusätzliche systemische Antibiotikatherapie, allerdings nicht als lokale Anwendung direkt in den Zahnfleischtaschen.

Eine behandlungsbedürftige Parodontitis liegt vor, wenn ein Parodontaler Screening-Index (PSI) Werte von Code 3 oder 4 ergeben hat oder wenn eine chronische oder eine aggressive Parodontitis diagnostiziert wurde mit einer Zahnfleischtaschentiefe von 3,5 Millimetern und mehr.

Die folgenden Posten müssen gesetzlich versicherte Patienten selbst bezahlen:

- bei den Vorbehandlungen vor der Parodontitistherapie die Mundhygiene-Instruktion (bei durchschnittlichem Aufwand zwischen rund 13 und 28 Euro, GOZ-Ziffer 1000 und 1010) und, falls nötig, eine professionelle Zahnreinigung (oder eine professionelle mechanische Plaqueentfernung, siehe unten).
- Eine systematische Parodontitistherapie bei Zähnen, die laut Kassenrichtlinie nicht erhaltungswürdig sind (zum Beispiel Knochenabbau über 75 Prozent und starke Lockerung), falls sich der medizinische und finanzielle Aufwand lohnt.
- Die langfristige Nachbehandlung (UPT), inklusive Mundhygiene-Instruktion, Entfernung bakterieller Beläge, Messen und meist auch Reinigung der Zahnfleischtaschen. Kosten: meist rund 150 Euro. Über zehn Jahre gerechnet ergibt das bei zwei Terminen pro Jahr etwa 3.000 Euro Gesamtkosten für die UPT, verringert laut Studien aber den durchschnittlichen Zahnverlust um zwei Zähne.

Gut zu wissen

Viele Krankenkassen gewähren Zuschüsse zur professionellen Zahnreinigung. Für Parodontitis-Patienten kann es sich lohnen, sich eine Kasse zu suchen, die einen möglichst hohen Anteil der Kosten übernimmt oder diese Leistung mehrmals im Jahr bezuschusst. Welche Krankenkassen wie viel zahlen, finden Sie hier: www.kzbv.de/pzr-zuschuss.1033.de.html

Seit einiger Zeit wird deshalb im obersten Beschlussgremium des Gesundheitssystems zwischen Krankenkassen und Zahnärzten verhandelt, welche Leistungen zusätzlich in den Kassenkatalog aufgenommen werden sollen. Den Antrag

Verbraucherfalle

Zusatztests: Die entscheidende Untersuchung zur Feststellung der Ausdehnung und des Schweregrads einer Parodontitis ist der Parodontalstatus. Dabei misst der Zahnarzt die Tiefe der Zahnfleischtaschen an allen Zähnen. Für die Parodontitistherapie sind zudem Röntgenbilder nötig, um das Ausmaß des Knochenabbaus beurteilen zu können. In der überwiegenden Mehrzahl der Fälle reichen diese Untersuchungen aus, um die Behandlung durchzuführen. Weiterführende diagnostische Mittel sind nur in besonderen Fällen von Nutzen, etwa mikrobiologische Tests. Solche Tests erlauben allein keine Diagnose. Laut einer Stellungnahme der zahnmedizinischen Dachgesellschaft DGZMK von 2005 dienen sie vor allem zur Auswahl des richtigen Antibiotikums. Nicht jeder Mensch, bei dem krankmachende Keime nachgewiesen werden, erkrankt automatisch an Parodontitis.

dazu hatten Patientenvertreter 2013 gestellt. Die Ergebnisse der wissenschaftlichen Bewertung lagen jedoch beim Druck dieses Ratgebers nicht vor, sodass 2016 noch unklar war, welche Maßnahmen mit nachgewiesenem Nutzen in die Richtlinie aufgenommen und damit verbindlich werden.

Neu: professionelle Plaqueentfernung

Häufig heißt es, dass zur Vor- und Nachbehandlung eine professionelle Zahnreinigung (PZR) gehört. Diese PZR umfasst aber auch das Entfernen von medizinisch nicht relevanten Tee-, Kaffee- oder Nikotinbelägen. Wichtig in der Parodontitis-Behandlung ist die Entfernung der bakteriellen Beläge, vor allem in der Nachbehandlung (UPT). Deshalb spricht die Deutsche Gesellschaft für Parodontologie seit 2016 offiziell von einer „professionellen mechanischen Plaqueentfernung", wie es auch international üblich ist. Aber auch diese muss bislang selbst bezahlt werden.

Mitarbeit ist Pflicht: Therapietreue

Die Richtlinie zur Parodontitis-Behandlung betont sehr deutlich die Mitarbeit und die Eigenverantwortung der Patienten. Das reicht bis zur Androhung eines Behandlungsabbruchs durch den Zahnarzt. „Patienten, die trotzdem nicht ausreichend mitarbeiten oder unzureichende Mundhygiene betreiben, hat der Zahnarzt erneut auf die Notwendigkeit der Mitwirkung hinzuweisen und darüber aufzuklären, dass die Behandlung eingeschränkt oder ggf. beendet werden muss."
Mehr auf Seite 162

Wurzelkanalbehandlung

Die Zahnwurzel ist der Bereich des Zahns, der im Kieferknochen verankert ist. Der sichtbare Bereich über dem Zahnfleisch wird dagegen natürliche Zahnkrone genannt. Jeder Zahn hat mindestens eine Zahnwurzel. Die Wurzelkanäle reichen von der Zahnkrone bis zur Wurzelspitze. Sie enthalten die Pulpa, also Blutgefäße und Nervengewebe.

Eine Wurzelkanalbehandlung ist angezeigt, wenn die Pulpa entzündet ist. Meist entsteht das durch eine weit fortgeschrittene Karies oder einen Unfall, spürbar ist eine sogenannte Pulpitis meist durch pochende Zahnschmerzen. Die Kanäle werden gereinigt, desinfiziert, gefüllt und dann verschlossen. Wenn das erfolgreich gelingt, kann der Zahn für Jahre, teils auch Jahrzehnte gerettet werden. Die Erfolgsquote liegt nach Angaben der Deutschen Gesellschaft für Endodontie bei 70 bis 90 Prozent, ist aber abhängig vom Ausgangsbefund. Wenn Wurzelkanäle nicht effektiv genug gesäubert und desinfiziert werden, wenn sie zu kurz gefüllt, überfüllt oder nicht alle gefunden werden, sinkt die Erfolgsrate.

Ablauf einer Wurzelkanalbehandlung

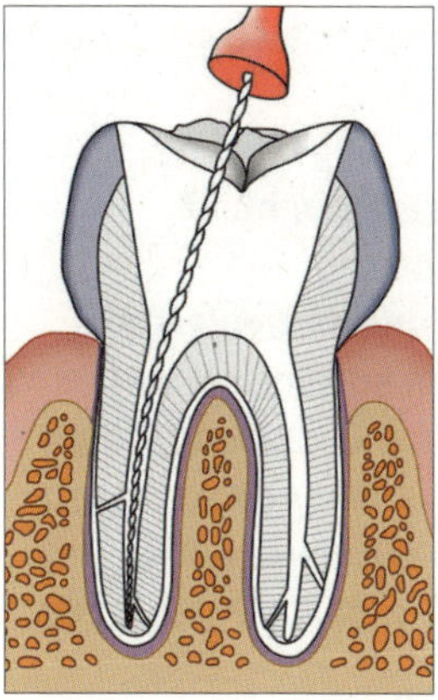

Reinigung: Der Zahnarzt entfernt erkranktes Gewebe und macht die Wurzelkanäle mit flexiblen, sehr schmalen Feilen zugänglich.

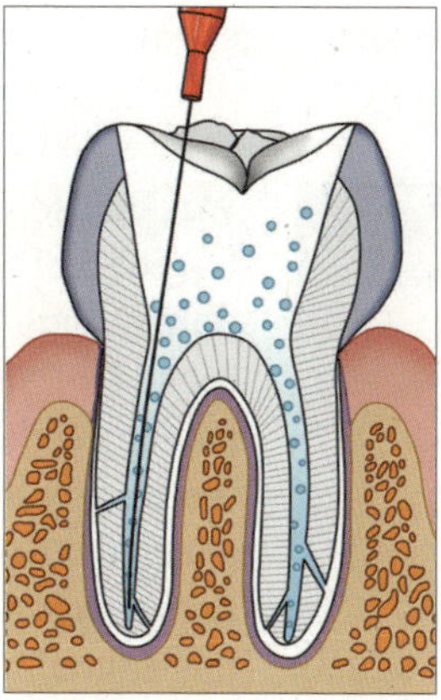

Desinfizierung: Mit einer Spülflüssigkeit werden die Wurzelkanäle desinfiziert, in der Regel mehrmals mit Natriumhypochlorid.

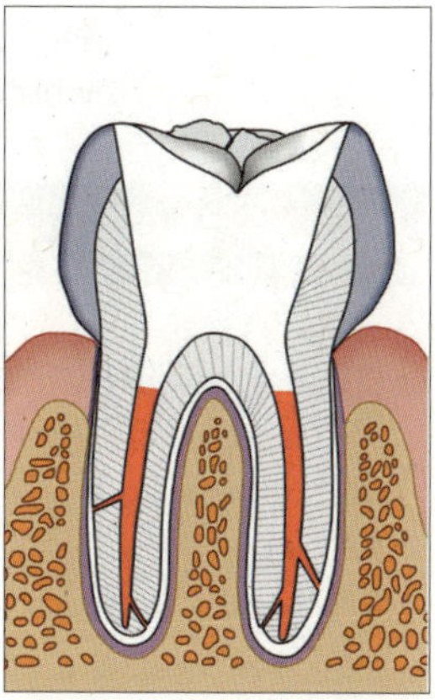

Füllung: Die so bearbeiteten Wurzelkanäle füllt der Zahnarzt mit einem plastischen Material. Am Ende verschließt er die Kanaleingänge und die Zahnkrone.

Die Kosten

Was zahlt die Krankenkasse? Eine Wurzelkanalbehandlung ist nur mit Einschränkungen eine Kassenleistung. Die Kosten werden übernommen, wenn der Zahn als erhaltungswürdig eingestuft wird. Grundsätzlich, so heißt es in der Richtlinie für die vertragszahnärztliche Versorgung, müssen die Wurzelkanäle bis oder bis nahe an die Wurzelspitze aufbereitet und gefüllt werden können.

Bei den hinteren Seitenzähnen (Molaren) ist eine Wurzelkanalbehandlung in der Regel Kassenleistung, wenn

- damit eine geschlossene Zahnreihe erhalten werden kann.
- die Behandlung verhindert, dass die Zahnreihe einseitig nach hinten verkürzt wird.
- durch die Behandlung ein schon vorhandener Zahnersatz erhalten werden kann.

Ist ein Zahn nicht erhaltungswürdig, ist laut Richtlinie eine Extraktion vorgesehen, der Zahn würde also gezogen werden.

Gut zu wissen

Erhöhen Privatleistungen die Erfolgsquote? 2008 hatte Michael Hülsmann, Göttinger Professor für Zahnerhaltung, propagiert, dass eine Wurzelkanalbehandlung durch endodontische Spezialisten erfolgversprechender sei. Mehr als 50 Prozent der Wurzelkanalbehandlungen in Deutschland seien unzulänglich, bilanzierte er nach einer Untersuchung an 200 Patienten, die nach einer Wurzelkanalbehandlung durch andere Zahnärzte in seine Klinik kamen. Das hatte das Deutsche Institut für Medizinische Dokumentation (DIMDI) zuvor anders beurteilt. Die Analyse zur Frage der dauerhaften Erfolgsaussichten einer Wurzelkanalbehandlung betonte, der Erfolg werde insbesondere bestimmt von der Schädigung des Zahns. 2007 ergab eine Auswertung mehrerer Studien durch Londoner Forscher, dass die Erfolgsraten zwischen 31 und 96 Prozent schwanken können.

Was müssen Sie selbst zahlen?
Es gibt drei Optionen:
Behandlung als reine Kassenleistung:
Diese für Patienten kostenfreie Variante ist nur möglich unter den oben genannten Bedingungen und ohne den Einsatz spezieller Geräte, die etwa Endodontologen verwenden (Experten für das Innere des Zahns).

Behandlung mit privater Zuzahlung:
Ist eine Kassenleistung möglich, kann ein Zahnarzt zusätzlich private Leistungen anbieten wie elektrophysikalisch-chemische Methoden für die Reinigung und Desinfektion der Kanäle oder die elektrometrische Längenbestimmung der Kanäle. Kosten: etwa bis zu 400 Euro, abgerechnet nach der privaten Gebührenordnung.

Reine Privatabrechnung: Gilt ein Zahn nach den Kassenkriterien nicht als erhaltungswürdig, können Patienten trotzdem eine Wurzelkanalbehandlung wählen. Diese ist dann komplett selbst zu bezahlen und kostet mehrere hundert Euro, eventuell auch mehr als 1.000 Euro. Eine Garantie, dass der Zahn gerettet wird, gibt es nicht.

Erneute oder gescheiterte Wurzelfüllung

Eine erneute Wurzelkanalfüllung an einem bereits behandelten Zahn ist ebenfalls nur unter bestimmten Voraussetzungen Kassenleistung. Nämlich in der Regel dann, wenn

- im Röntgenbild erkennbar ist, dass die Kanalfüllungen unzureichend sind
- damit eine geschlossene Zahnreihe erhalten werden kann
- die Behandlung verhindert, dass die Zahnreihe einseitig nach hinten verkürzt wird oder
- durch die Behandlung ein schon vorhandener Zahnersatz erhalten werden kann.

Scheitert eine Wurzelkanalbehandlung und muss der Zahn am Ende gezogen werden, gilt das nicht per se als Behandlungsfehler. Auch wenn bei einer Wurzelbehandlung ein Stück der feinen Behandlungsinstrumente abbricht und im Wurzelkanal bleibt, gilt das nach Ansichten von Gerichten nicht als Behandlungsfehler, sondern als ein nicht sicher vermeidbares Missgeschick.

Tipp

Alternative zur elektrometrischen Längenbestimmung (Selbstzahlerleistung) ist die Messaufnahme (Röntgen). Das ist Kassenleistung und wird zwecks Dokumentation ohnehin gemacht.

Verbraucherfalle

Hightech-Heilkunde: Zahnmediziner argumentieren, dass eine Wurzelkanalbehandlung als reine Kassenleistung deutlich unterbezahlt sei (rund 280 Euro Honorar). Das führt jedoch dazu, dass die Kassenleistung teils gar nicht mehr angeboten wird. Patienten sollten also stets genau nachfragen, ob der Zahn gemäß der Richtlinie tatsächlich nicht erhaltungswürdig ist.

Zähne ersetzen

Krankenkassen zahlen zu medizinisch notwendigem Zahnersatz nur einen sogenannten Festzuschuss, der etwa die Hälfte der Kosten für die günstigste Versorgung abdeckt. Der doppelte Festzuschuss zeigt also ungefähr, wie viel die günstigste Variante insgesamt kostet. Preisliche Obergrenzen gibt es nicht. Deshalb bietet dieses Kapitel eine Orientierung über Preise und Zahnersatz-Varianten und erklärt, worauf Sie beim Heil- und Kostenplan achten müssen.

Kassenleistungen und Eigenleistungen: die Spielregeln

Die Kosten für Zahnersatz präzise anzugeben, ist nicht möglich. Sie können selbst bei gleichem Befund stark schwanken. Der eine möchte Zahnlücken vielleicht mit Implantaten schließen lassen, dem anderen reicht eine Brücke aus Nichtedelmetall. Die Gesamtkosten hängen also zum einen von den Wünschen und finanziellen Möglichkeiten des Patienten ab. Zum anderen ist entscheidend, wie viele Zähne fehlen und was machbar ist – also in welchem Zustand die restlichen Zähne und der Kieferknochen sind.

Folgende Punkte machen einen Unterschied aus:

- Welches Material: Gold und Keramik sind teurer als Nichtedelmetall.
- Welche Versorgung: Implantate sind teurer als Prothesen oder Brücken, die an überkronten Zähnen befestigt werden.
- Welche Abrechnung: Was über die Kassenleistung hinausgeht, wird nach der privaten Gebührenordnung berechnet, die durch Steigerungsfaktoren viel Spielraum bietet.

- Welcher Wohnort? In wohlhabenden Regionen, vor allem in Teilen Süddeutschlands wird meist mehr berechnet.
- Welcher Bonus: Die Kasse zahlt 50 Prozent der Kosten der Regelversorgung als Zuschuss, nach fünf Jahren dokumentierter Zahnpflege im Bonusheft 60 Prozent, nach zehn Jahren 65 Prozent.

Grundsätzlich gilt aber: **Zahnerhalt vor Zahnersatz.** Es sollten so viele eigene Zähne wie möglich erhalten werden. Wenn Sie das Gefühl haben, ein Zahnarzt stellt voreilig die Diagnose, ein Zahn oder mehrere Zähne müssten gezogen werden, lassen Sie sich die Gründe dafür genau und nachvollziehbar erklären. Bitten Sie gegebenenfalls einen anderen Zahnarzt um eine Einschätzung (Zweitmeinung).
Mehr dazu auch auf Seite 31f.

Was zahlt die Kasse beim Zahnersatz?

Die Kassenleistung ist die preiswerteste Lösung beim Zahnersatz. Aber Kassenleistung heißt beim Zahnersatz nicht kostenfrei.

Regelversorgung: Was beim Zahnersatz Standardtherapie ist, heißt Regelversorgung. Diese ist von Krankenkassen und Zahnärzteschaft festgelegt und ordnet jedem Lückenbefund eine bestimmte Versorgung zu. Die Standardtherapie ist eine preisgünstige Basisversorgung. Darauf haben Versicherte einen gesetzlichen Anspruch.

Festzuschuss: Die Krankenkassen bezahlen seit 2005 für Brücken, Prothesen und Kronen einen festen Zuschuss. Er wird aus Durchschnittswerten ermittelt und deckt die Hälfte dieser gemittelten Kosten für die Regelversorgung ab. Die Höhe wird jedes Jahr an Preissteigerungen angepasst.

Eigenleistung: Patienten müssen bei Kronen, Brücken oder Prothesen also mindestens die Hälfte der Kosten selbst tragen. Wer mehr möchte als die Regelversorgung, bekommt den Festzuschuss auch, muss aber die zusätzliche Differenz allein tragen.

Die Regelversorgung beim Zahnersatz ist nach Ansicht der Spitzenverbände von Zahnärzteschaft, Krankenkassen und Patientenvertretern eine vernünftige Lösung und auf dem Stand des medizinischen Wissens. Der Zahnarzt ist verpflichtet, sie anzubieten. Angebote darüber hinaus für funktionell oder ästhetisch ansprechendere Versorgungen kann man annehmen, aber auch ablehnen.

Mehr als die Kassenleistung? Das ist zu beachten

Wählen gesetzlich Versicherte einen über die Regelversorgung hinausgehenden Zahnersatz, müssen sie die Mehrkosten selbst bezahlen. So steht es im Sozialgesetzbuch, § 55 Abs. 4 SGB V. Dabei gibt es zwei Möglichkeiten, die sich deutlich unterscheiden.

- **Gleichartige Versorgung:** Das ist eine Lösung, die die Kassenleistung umfasst, aber auch zusätzliche Leistungen. Beispiel: Eine Metallkrone oder -brücke im Seitenzahnbereich wird keramisch verblendet. Das ist mehr als die Kassenleistung, aber immer noch eine Krone oder Brücke – also eine „gleichartige Versorgung". Patienten erhalten den Festzuschuss und müssen die Mehrkosten selbst bezahlen, berechnet nach der privaten Gebührenordnung.
- **Andersartige Versorgung:** Das ist eine Lösung, die komplett anders ist als die Kassenleistung. Patienten erhalten eine Rechnung nach der privaten Gebührenordnung (werden also zu Privatversicherten) und anschließend den Festzuschuss von der Kasse. Beispiel: Eine Einzelzahnlücke wird mit einem Implantat geschlossen und nicht mit

der eigentlich als Standard vorgesehenen Brücke. Oder größere Lücken werden mit einer festsitzenden Brücke geschlossen und nicht mit der als Standard vorgesehenen herausnehmbaren Teilprothese.

Verbraucherfalle

Steigerungsfaktor: Wer sich als gesetzlich Versicherter für etwas anderes als die Kassenleistung entscheidet (andersartige Versorgung), muss alles nach der privatzahnärztlichen Gebührenordnung (GOZ) bezahlen. Die Abrechnung erfolgt direkt zwischen Patient und Zahnarzt. Zu achten ist dabei auf den Steigerungsfaktor, der dazu dient, den individuellen Zeitaufwand und Schwierigkeitsgrad einer Behandlung zu berechnen. Der Steigerungsfaktor bezieht sich auf den Basispreis der GOZ. Der 2,3-fache Satz des Basispreises gilt als Richtwert für eine Behandlung ohne Komplikationen. Der 3,5-fache Satz bedeutet eine 50-prozentige Kostensteigerung gegenüber dem 2,3-fachen Satz. Fragen Sie also schon beim Kostenvoranschlag (Heil- und Kostenplan) nach dem Steigerungsfaktor. Mehr dazu in der Checkliste, Seite 102.

Härtefallregelung

Wer wenig Geld hat, kann von der Krankenkasse statt 50 Prozent auch 100 Prozent Zuzahlung zum Zahnersatz bekommen. Die Kasse zahlt also den doppelten Festzuschuss. Das muss eigens beantragt werden und ist unter einer der folgenden Bedingungen möglich:

- Sie sind Geringverdiener mit einem monatlichen Bruttoeinkommen von maximal 1.162 Euro (1.597,75 Euro, wenn Sie mit einem Angehörigen im gemeinsamen Haushalt leben, plus 290,50 Euro für jeden weiteren Angehörigen. Zahlen gültig für 2016).

- Sie erhalten Sozialhilfe.
- Sie erhalten Hartz-IV.
- Sie erhalten eine Ausbildungsförderung (BAföG).
- Sie erhalten Grundsicherung im Alter.
- Sie sind Empfänger von Kriegsopferfürsorge.
- Sie leben im Heim und die Kosten dafür trägt die Sozialhilfe oder die Kriegsopferfürsorge.

Der Gesetzgeber spricht dann von einer „unzumutbaren Belastung“. Diese Kostenübernahme erfolgt im Voraus, indem Versicherte ihren Heil- und Kostenplan bei der Kasse einreichen und gleichzeitig belegen, dass sie Hilfeempfänger sind. Die Kostenübernahme gilt jedoch nur für die Regelversorgung. Wer eine darüber hinausgehende Zahnersatzvariante wünscht, muss auch als Härtefall selbst zuzahlen.

Individuelle Härtefallregelung

Wer leicht über der Einkommensgrenze liegt, kann trotzdem einen erhöhten Festzuschuss erhalten. Die Krankenkassen berechnen dafür die Differenz zwischen den monatlichen Bruttoeinnahmen und der aktuellen Härtefallgrenze und multiplizieren das Ergebnis mit drei. Wenn die Eigenbeteiligung der Regelversorgung diesen Betrag übersteigt, zahlt die Kasse zusätzlich zum 50-Prozent-Zuschuss die Differenz zwischen zumutbarer und tatsächlicher Belastung. Das Verfahren heißt „individuelle oder gleitende Härtefallregelung“. Dazu eine Beispielrechnung einer Betriebskrankenkasse (BKK) für das Jahr 2016:
Ein alleinstehendes Mitglied mit einem monatlichen Bruttoeinkommen von 1.200 Euro erhält eine Zahnersatz-Regelversorgung in Höhe von 700 Euro. Der Festzuschuss der BKK beträgt 350 Euro.

Die Härtefallgrenze liegt hier für Alleinstehende bei 1.162 Euro. Zieht man diese Summe vom monatlichen Bruttoeinkommen ab, bleibt eine Differenz von 38 Euro. Dieser Betrag wird mal drei genommen und ergibt die zumutbare Belastung, in diesem Fall wären es 114 Euro.

Ergebnis: Die tatsächliche Belastung von 350 Euro übersteigt die zumutbare Belastung um 236 Euro. Der Zuschuss erhöht sich somit um 236 Euro von 350 Euro auf insgesamt 586 Euro.

Härtefall: Berechnungsbeispiel	
Regelversorgung	700 Euro
Festzuschuss der BKK	350 Euro
monatliches Bruttoeinkommen	**1.200 Euro**
Härtefallgrenze für Alleinstehende	1.162 Euro
Differenz: 1.200 minus 1.162	38 Euro
zumutbare Belastung (38 mal 3)	114 Euro
tatsächliche Belastung (ohne Mehrkosten): 700 minus 350	350 Euro
Differenz 350 minus 114	236 Euro
BKK-Zuschuss gesamt: 350 plus 236	**586 Euro**
endgültiger Eigenanteil des Patienten	114 Euro

Die Krankenkassen übernehmen die Kosten jedoch nur bis maximal zum doppelten Festzuschuss und zahlen nicht mehr als die tatsächlich entstandenen Kosten. Deshalb müssen Antragsteller die Rechnung des Zahnarztes einreichen. Für den Antrag sind in der Regel die Bruttoeinnahmen in dem Monat vor Eingliederung des Zahnersatzes maßgeblich.

Kronen

Eine Krone ummantelt einen Zahn ganz oder zum Teil (Teilkrone). Sie ersetzt einen Zahn nicht, wird aber trotzdem unter Zahnersatz geführt. Eine Krone kommt infrage, wenn ein Zahn so weit zerstört ist, dass eine Füllung nicht mehr möglich ist. Nach einem Abdruck wird die Krone im Labor hergestellt und auf dem Zahn zementiert.

Es gibt drei Varianten: Metall, Keramik und eine Mischung aus beidem. Möglich ist eine Vollmetallkrone, eine Vollkeramikkrone oder eine Metallverblendkrone.

- **Vollmetallkrone:** Diese Variante aus Nichtedelmetall (kein Gold) ist die preisgünstigste und langlebigste Lösung und im Seitenzahnbereich die Regelversorgung. Für sie muss weniger Zahnsubstanz abgeschliffen werden als für zahnfarbene Varianten. Vollmetallkronen halten 25 Jahre und mehr. Nachteil: Metall im Mund ist optisch auffällig und kann zu Temperaturempfindlichkeiten führen.
- **Vollkeramikkrone:** Sie kommt optisch einem echten Zahn sehr nahe. Keramik ist zudem gut verträglich und neigt nicht wie Kunststoff zu Verfärbungen. Je nach Zusammensetzung der Keramik auch für den Seitenzahnbereich geeignet. Wegen des hohen Kaudrucks kommt es dort jedoch auf die Art der Keramik an. Zirkonoxid-Keramik ist laut der wissenschaftlichen Leitlinie zu vollkeramischen Kronen und Brücken hier nur eingeschränkt zu empfehlen.
- **Metallverblendkronen:** Ein Metallgerüst wird ganz oder teilweise mit einem zahnfarbenen Material überzogen, also mit Keramik oder Kunststoff. Verblendkronen können sowohl an Frontzähnen als auch im Seitenzahnbereich eingesetzt werden. Eine keramische Verblendung ist sehr gut verträglich und es lagern sich weniger Mundbakterien ab als an Kunststoff. Nachteil der Keramik: Sie ist spröder als Kunststoff, was in seltenen Fällen zu Abplatzungen der Keramik vom Metallgerüst führen und nicht immer repariert werden kann.

Eine Krone – drei Varianten

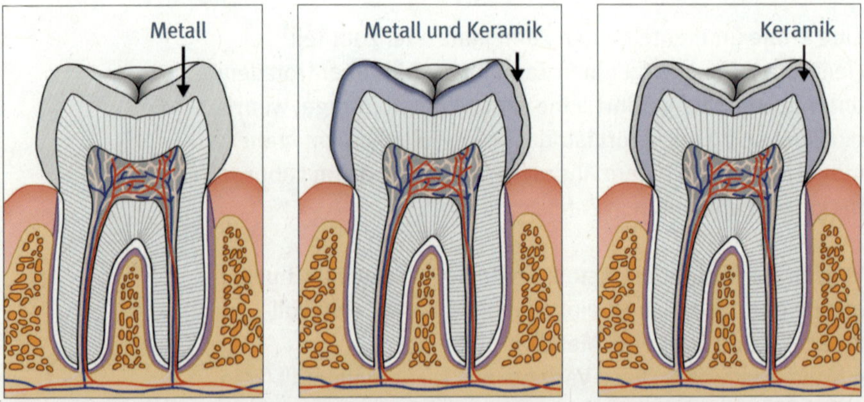

Metallkrone: Im Seitenzahnbereich ist die Metallkrone aus Nichtedelmetall die von den Kassen vorgesehene Standardversorgung. Das Metall ummantelt den Zahn.

Teilverblendung/Verblendkrone: Ein Metallgerüst wird ganz oder teilweise mit einem zahnfarbenen Material überzogen, in der Regel mit Keramik.

Vollkeramikkrone: Die zerstörte natürliche Zahnkrone wird komplett mit Keramik ummantelt, ohne Metallgerüst.

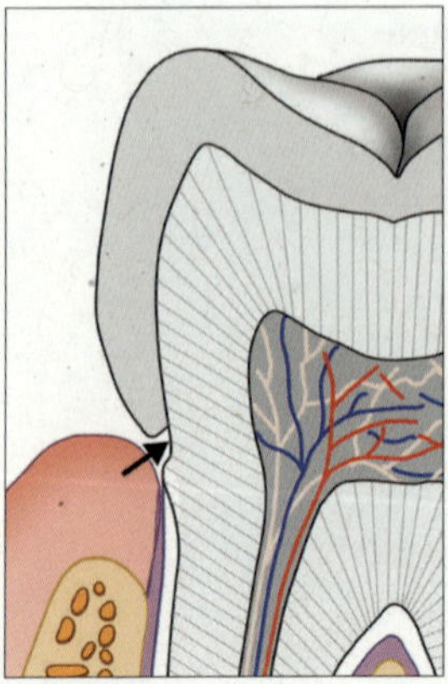

Heikle Stelle: Der Übergang zwischen Krone und Zahn am Zahnfleisch.

Die Achillesferse einer Krone ist der Übergang zwischen Krone und Zahn oder Zahnwurzel am Zahnfleischrand. Diese Stelle wird als **Kronenrand** bezeichnet. Wenn hier Kariesbakterien eindringen und längere Zeit unbemerkt bleiben, ist der Rest des natürlichen Zahns oft nicht mehr zu retten. Als optimal gelten 0,05 Millimeter Randspalt. Nach einer Stellungnahme der Deutschen Gesellschaft für Zahn-, Mund- und Kieferheilkunde wird in Teilbereichen der Krone ein Randspalt von bis zu 0,3 Millimeter als akzeptabel erachtet. Ein Millimeter kann bereits als Kunstfehler gelten. Zahnarzt und Zahntechniker müssen also bei der Herstellung und Anpassung der Krone sorgfältig arbeiten. Patienten müssen diesen Randbereich gründlich sauber halten. Tipps bekommen Sie bei Ihrem Zahnarzt.

Die Kosten

Was eine Krone kostet, hängt vom Material ab. Faustregel: je ästhetischer, desto teurer. Die gesetzlichen Krankenkassen übernehmen bei Kronen und Teilkronen rund 50 Prozent dessen, was die Regelversorgung kostet. Der doppelte Festzuschuss zeigt also ungefähr die Gesamtkosten der Standardtherapie. Hier ein paar Preisbeispiele:

- Im Seitenzahnbereich ist die natürliche Krone eines Zahns weitgehend zerstört, der Zahn an sich aber erhaltungswürdig. Dann ist die metallische Vollkrone als Regelversorgung vorgesehen.

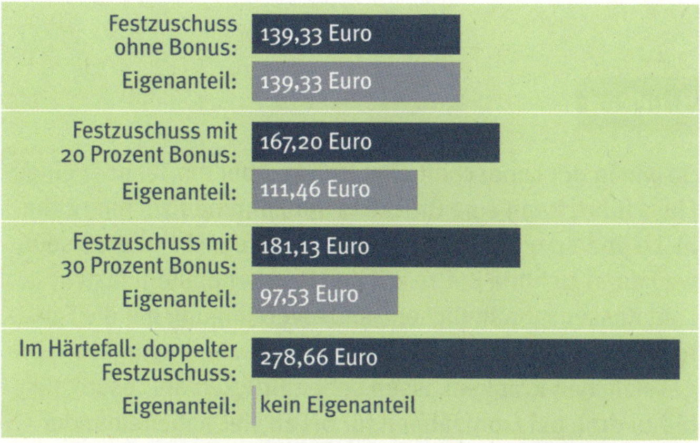

- Ist die Krone aus Edelmetall (Goldlegierung), kann sie je nach Goldpreis insgesamt bis zu 500 Euro kosten, Eigenanteil rund 370 Euro
- Wird die Krone vollständig zahnfarben verblendet, kann das zusätzlich 300 oder 400 Euro kosten.

Wird ein Zahn im sichtbaren Bereich überkront, ist eine metallische Vollkrone als Regelversorgung vorgesehen, die vorn und seitlich zahnfarben verblendet wird (siehe folgende Abbildung).

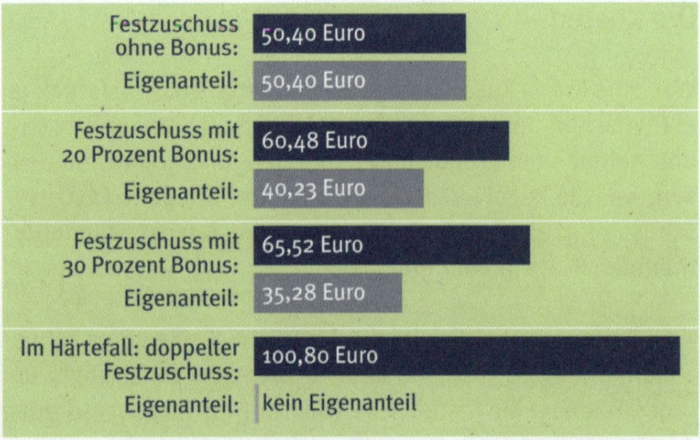

(Zahlen gültig für 2016)

Brücken

So wie in der Landschaft eine Brücke über ein Tal oder einen Fluss führt, kann eine Brücke in der Zahnmedizin eine Zahnlücke überspannen. Die Zahnlücke sollte nicht zu groß sein, weil dann zu hohe Kräfte auf den Brückenpfeilern lasten. Laut Kassenzahnärztlicher Bundesvereinigung gilt die Faustregel, dass jeder Zahn das Anderthalbfache tragen kann. Die gesetzlichen Krankenkassen sehen Brücken als Lösung für bis zu drei, bei Frontzähnen für bis zu vier nebeneinander fehlende Zähne vor. Ab vier fehlenden Zähnen pro Kiefer bezuschussen sie eine herausnehmbare Teilprothese. Fehlt ein Pfeiler, kann dafür auch ein Implantat gesetzt werden.

Die Varianten

Brücken können aus Metall oder aus Keramik hergestellt werden oder aus einer Kombination von beidem. Dabei wird ein Metallgerüst im sichtbaren Teil mit Keramik oder Kunststoff überzogen (verblendet) In einer Leitlinie haben die zuständigen Fachgesellschaften 2013 untersucht, ob vollkeramische Versorgungen bei Kronen und Brücken vergleichbare Langzeitergebnisse erreichen wie metallkeramische Versorgungen. Antwort: in vielen Fällen ja. Es hängt allerdings von der Zusammensetzung der Keramik ab. 2016 ergab jedoch ein Vergleich zwischen Metall und Keramik wegen ihrer Bruch-Anfälligkeit keinen Vorteil für die optisch ansprechendere Keramik.

Die häufigste Variante ist die „Endpfeilerbrücke", die an den beiden Zähnen rechts und links der Lücke befestigt wird. Damit wird eine geschlossene Zahnreihe wiederhergestellt.

Brücken für fehlende Zähne am Ende einer verkürzten Zahnreihe („Freiendbrücke") gehören nur unter bestimmten Bedingungen zur Regelversorgung, für die der Festzuschuss gezahlt wird.

Für kleine Lücken oder als Provisorium sind geklebte Brücken möglich. Eine solche „Adhäsivbrücke" mit Metallgerüst wird mit dünnen Klebeplättchen auf der Rückseite der angrenzenden Zähne befestigt. Für Jugendliche zwischen 14 und 20 Jahren sind sie bei zwei nebeneinander fehlenden Schneidezähnen die vorgesehene Regelversorgung, bei Erwachsenen seit Mitte 2016 zum Ersatz eines Schneidezahns, wenn am Pfeilerzahn der Zahnschmelz ausreicht. Vorteil: Die Art der Befestigung schont die Pfeilerzähne.

Gut zu wissen

Festsitzende Brücken werden zementiert. Bevor das geschieht, müssen Patienten gemeinsam mit dem Zahnarzt sorgfältig prüfen, ob die Brücke richtig sitzt.

Brücken:

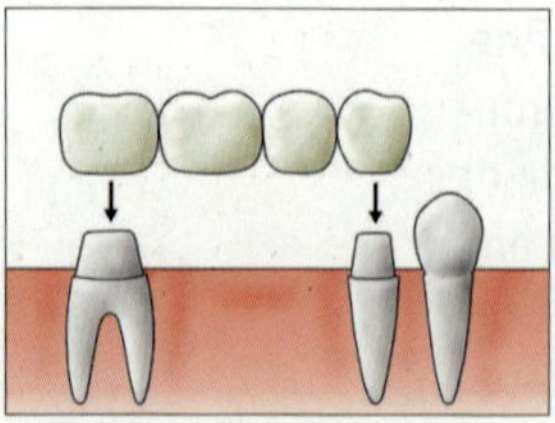

Endpfeilerbrücke: Zahnersatz in einer zahnbegrenzten Lücke. Die begrenzenden Zähne dienen als Brückenpfeiler.

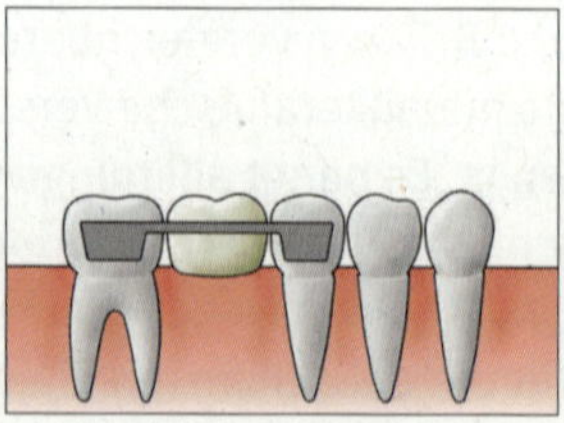

Klebebrücke: Die Brücke wird mit zwei Flügeln auf der Rückseite der Nachbarzähne festgeklebt („Adhäsivbrücke").

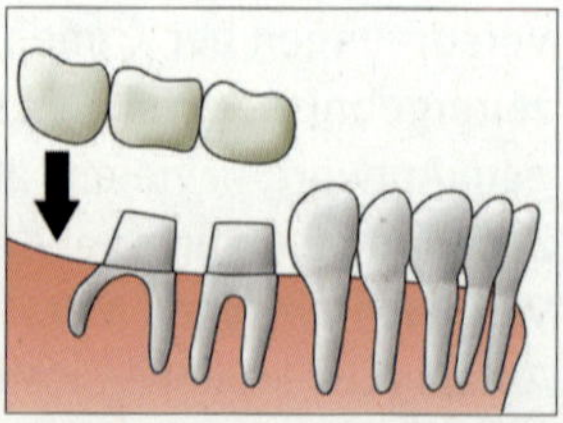

Freiendbrücke: Eine verkürzte Zahnreihe heißt „Freiend-Situation". Eine solche Brücke braucht mindestens zwei Pfeiler.

Die Nachteile

Die Nachbarzähne einer Lücke müssen für eine Brücke beschliffen und überkront werden, weil sie als Befestigungsanker dienen. Der Zahnarzt wird deshalb prüfen, wie fest sie im Knochen sitzen. Wird ein Zahn beschliffen, gehen 40 bis 60 Prozent der Substanz verloren. Das Verfahren kann möglicherweise den Zahnnerv schädigen. Vorteil: Dafür halten Brücken in der Regel sehr lange.

Die Kosten

Was eine Brücke kostet, hängt vor allem vom Material ab und von der Größe der Zahnlücke. Die gesetzlichen Krankenkassen übernehmen bei Brücken rund 50 Prozent dessen, was die Regelversorgung kostet. Der doppelte Festzuschuss zeigt also ungefähr die Gesamtkosten der Standardtherapie.

So viel kostet eine Standardbrücke (Regelversorgung)

Befund	Bonus	Festzuschuss	Eigenanteil
Zahnbegrenzte Lücke mit einem fehlenden Zahn. Regelversorgung: Brücke	ohne	330,13 €	330,13 €
	20 %	396,16 €	264,10 €
	30 %	429,17 €	231,09 €
	Härtefall	660,26 €	–
Zahnbegrenzte Lücke mit zwei nebeneinander fehlenden Zähnen. Regelversorgung: Brücke	ohne	377,30 €	377,30 €
	20 %	452,76 €	301,84 €
	30 %	490,49 €	264,11 €
	Härtefall	754,60 €	–
Zahnbegrenzte Lücke mit drei nebeneinander fehlenden Zähnen. Regelversorgung: Brücke	ohne	425,25 €	425,25 €
	20 %	510,30 €	340,20 €
	30 %	552,83 €	297,67 €
	Härtefall	850,50 €	–
Fehlender Zahn in einer zahnbegrenzten Lücke im sichtbaren Bereich. Regelversorgung: Brücke. Zusätzlicher Festzuschuss für zahnfarbene Verblendung vorn und seitlich pro ersetztem Zahn, auch für Brückenanker	ohne	49,10 €	49,10 €
	20 %	58,92 €	39,28 €
	30 %	63,83 €	34,37 €
	Härtefall	98,20 €	–

Zahlen aus der Festzuschuss-Richtlinie „Befunde und zugeordnete Regelversorgungen“, April 2016.

Verbraucherfalle

Nicht jeder Zahn muss ersetzt werden: Die Deutsche Gesellschaft für Mund-, Zahn- und Kieferheilkunde (DGZMK), Dachverband der zahnmedizinischen Fachgesellschaften, betont: „Der Ersatz aller fehlender Backenzähne ist zur Sicherstellung des Kauvermögens nicht notwendig. Das Belassen von unbehandelten Lücken im Seitenzahnbereich unter regelmäßiger zahnärztlicher Kontrolle (...) kann eine Option sein." Wenn Zähne am Ende einer Zahnreihe fehlen, müssen sie laut DGZMK nur dann ersetzt werden, wenn der Zahn im Gegenkiefer sonst keinen Aufbiss hat. Denn Studien haben gezeigt, dass vor allem Seitenzahnlücken nicht immer geschlossen werden müssen. Wenn die Zahnreihen hinreichend abgestützt sind, kommt es häufig nicht oder in nur geringem Umfang zu unerwünschten Zahnbewegungen, Zahnverlängerungen oder zu einer eingeschränkten Kaufunktion.

Preisbeispiele für Gesamtkosten im Seitenzahnbereich:

- rund 660 Euro für eine Brücke bei einem fehlenden Zahn in zahnbegrenzter Lücke
- rund 750 Euro für eine Brücke bei zwei nebeneinander fehlenden Zähnen
- rund 850 Euro für eine Brücke bei drei nebeneinander fehlenden Zähnen

Mit einer abweichenden Lösung kann eine Brücke je nach Größe auch deutlich mehr als 1.000 oder auch mehr als 2.000 Euro kosten. Anhaltspunkt: Jenseits der Regelversorgung sind nach Einschätzung von Patientenvertretern pro ersetztem Zahn etwa 500 Euro zu kalkulieren. Im Frontzahnbereich ist die zahnfarbene Verblendung Kassenleistung.

Gut zu wissen

Unterschiedliche Metalle im Mund können zu einer Korrosion führen und damit zu unerwünschten Nebenwirkungen, etwa elektrischen Effekten. Allergische Reaktionen sind nach Einschätzung der zahnmedizinischen Dachgesellschaft jedoch relativ selten. Zudem tritt eine allergische Reaktion nur nach bereits erfolgter Sensibilisierung auf, die wiederum nur selten über die Mundschleimhaut ablaufe. Ein Allergietest vor einer zahnärztlichen Versorgung sei deshalb nur ratsam, wenn ein begründeter Allergieverdacht besteht.

Was sollten Zähneknirscher beachten?

Wer häufig die Zähne aufeinander presst, sollte das dem Zahnarzt mitteilen, wenn eine Füllung oder ein Zahnersatz geplant ist. Denn der sogenannte **Bruxismus** ist eine hohe Belastung für jedes Material. Früher wurde in solchen Fällen meist von Keramik abgeraten. Vor allem Vollkeramik kann hier schwierig sein, besser geeignet sein kann eine Vollmetall-Lösung oder keramisch verblendetes Metall.

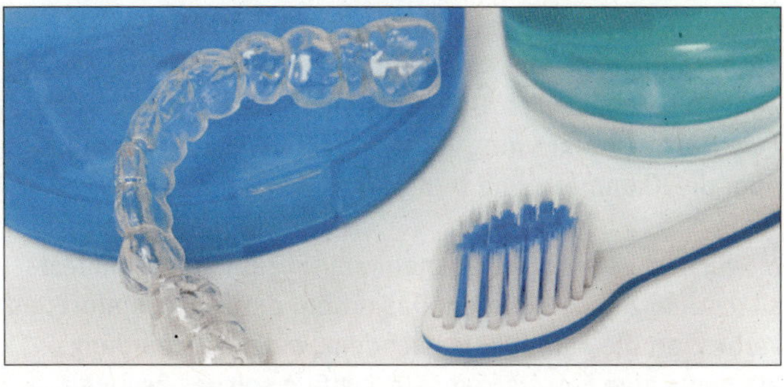

Knirschen kann den Zähnen schaden, aber auch dem Zahnersatz. Häufig werden solche Aufbeißschienen verordnet.

Prothesen

Wer viele Zähne verloren hat, kann mit Teilprothesen oder Vollprothesen wieder eine geschlossene Zahnreihe erhalten und auch besser sprechen und kauen. Teilprothesen kommen zum Einsatz, wenn so viele Zähne fehlen, dass festsitzende Brücken nicht mehr verankert werden können.

Vollprothesen sind möglich, wenn im Ober- oder Unterkiefer gar keine natürlichen Zähne mehr vorhanden sind. Dieser Zahnersatz ist jedoch rückläufig: 1997 erhielten etwa 44 Prozent der 65- bis 74-Jährigen eine Vollprothese, 2005 nur noch gut 30 Prozent. Da hatten etwa 23 Prozent der Erwachsenen gar keine Zähne mehr. Heute ist nur noch jeder achte ältere Mensch völlig zahnlos (12,4 Prozent).

Die Varianten

Vollprothesen bestehen in der Regel aus Kunststoff und halten durch eine Saug-, Haft- und Klebewirkung, vor allem, wenn sie gut an den Kiefer angepasst sind. Haftcremes sollten laut Kassenzahnärztlicher Bundesvereinigung nicht dauerhaft angewendet werden.

Die einfachste Variante ist eine herausnehmbare Modellgussprothese, die mit Klammern an den verbliebenen Zähnen befestigt wird. Diese Lösung ist sehr preiswert und macht eine Überkronung von Ankerzähnen meist überflüssig. Aber die Klammern sind sichtbar.

Möglich ist es auch, herausnehmbaren Zahnersatz mit festsitzendem zu kombinieren. Das erhöht den Tragekomfort und verbessert die Ästhetik. Je nachdem, welche Verbindungselemente zum Einsatz kommen, heißen solche Lösungen dann Teleskop-, Geschiebe- oder Stegprothesen. Ankerzähne werden beschliffen und mit Innenkronen überstülpt. Darauf wiederum werden Außenkronen gesetzt, die mit der herausnehmbaren Prothese verbunden sind.

Die Nachteile

Grundsätzlich gilt festsitzender Zahnersatz als die bessere Lösung. Denn eine schleimhautgetragene Totalprothese kann beim Kauen und Sprechen Probleme bereiten und die Pflege der Restzähne erschweren. Das Risiko für Zahnfleischschäden und Karies ist bei einer Brücke geringer, die auch bei Tragekomfort, Haltbarkeit und Ästhetik besser abschneidet, aber mehr kostet. Weiteres bietet die Kassenzahnärztliche Bundesvereinigung (KZBV) unter **www.informationen-zum-zahnersatz.de**.

Die Kosten

Die gesetzlichen Krankenkassen übernehmen bei Prothesen rund 50 Prozent dessen, was die Regelversorgung kostet. Der doppelte Festzuschuss zeigt also ungefähr die Gesamtkosten der Standardtherapie.

Beispiele für einen Gesamtpreis bei Standardtherapie (Regelversorgung):

- rund 670 Euro für eine Teilprothese
- rund 600 Euro für eine Vollprothese im zahnlosen Oberkiefer
- rund 650 Euro für eine Vollprothese im zahnlosen Unterkiefer
- teurer wird es, wenn etwa die dritten Zähne der Prothese aus Keramik statt aus Kunststoff angefertigt werden.

So viel kostet eine Standardprothese

Befund	Bonus	Festzuschuss	Eigenanteil
Zahnbegrenzte Lücken, die nicht anderen Befunden entsprechen. Regelversorgung: Teilprothese	ohne	334,13 €	334,13 €
	20 %	400,96 €	267,30 €
	30 %	434,37 €	233,89 €
	Härtefall	668,26 €	–
Restzahnbestand bis zu drei Zähnen im Oberkiefer. Regelversorgung: Teilprothese	ohne	329,38 €	329,38 €
	20 %	395,26 €	263,50 €
	30 %	428,19 €	230,57 €
	Härtefall	658,76 €	–
Restzahnbestand bis zu drei Zähnen im Unterkiefer. Regelversorgung: Teilprothese	ohne	330,80 €	330,80 €
	20 %	396,96 €	264,64 €
	30 %	430,04 €	231,56 €
	Härtefall	661,60 €	–
Zahnloser Oberkiefer. Regelversorgung: Herausnehmbare Totalprothese	ohne	307,67 €	307,67 €
	20 %	369,20 €	246,14 €
	30 %	399,97 €	215,37 €
	Härtefall	615,34 €	–
Zahnloser Unterkiefer. Regelversorgung: Herausnehmbare Totalprothese	ohne	328,46 €	328,46 €
	20 %	394,15 €	262,77 €
	30 %	427,00 €	229,92 €
	Härtefall	656,92 €	–

Zahlen aus der Festzuschuss-Richtlinie „Befunde und zugeordnete Regelversorgungen", April 2016.

Verbraucherfalle

Funktionsanalyse: Immer häufiger wird eine Leistung angeboten, die selbst zu zahlen ist und die in der Zahnmedizin kontrovers diskutiert wird: eine instrumentelle Funktionsanalyse. Damit kann bei Zahnersatz oder bei einer kieferorthopädischen Behandlung der Biss und der Kiefer vermessen werden. Versprochen wird eine präzisere Versorgung. Die Bundesarbeitsgemeinschaft der PatientInnenstellen (BAGP) kritisiert das in manchen Praxen vorgebrachte Argument, die instrumentelle Funktionsanalyse sei Voraussetzung für einen Behandlungserfolg. Denn ein Zahnarzt darf Patienten nicht zu einer Leistung drängen oder eine Privatleistung zur Voraussetzung für eine Kassenleistung machen. Bietet er zusätzliche Leistungen an, muss er vielmehr Nutzen, Schaden und Kosten nennen und eine ausdrückliche Zustimmung einzuholen.
2011 urteilte das Oberlandesgericht Köln, auch bei umfangreichen oder umfassenden Zahnersatzbehandlungen sei eine Funktionsanalyse im Regelfall nicht zu fordern. Sie nicht zu machen, ist also kein Behandlungsfehler. Das Unterlassen einer Funktionsanalyse ist laut Gericht „allenfalls fehlerhaft bei Bestehen funktioneller Störungen und Erkrankungen, wie insbesondere einer CMD-Problematik." (Az. 5 U 10/11) CMD, also eine „craniomandibuläre Dysfunktion", ist ein Oberbegriff für verschiedene Beschwerden, die mit Kiefergelenkbewegungen zusammenhängen können. Das Deutsche Institut für Medizinische Dokumentation und Information (DIMDI) kam 2010 zu dem Schluss, es sei unklar, ob die Funktionsanalyse zur Diagnostik von CMD empfehlenswert sei.

Tipp: Seit Ende 2015 gibt es eine Leitlinie dazu: www.awmf.org, dann in Leitliniensuche „Instrumentelle zahnärztliche Funktionsanalyse" eingeben.

Implantate

Implantate sind künstliche Zahnwurzeln. Die Metallstifte werden in den Knochen geschraubt, dafür muss dort gebohrt werden. Implantate können einen einzelnen fehlenden Zahn ersetzen oder auch als Pfeiler für eine Brücke oder eine Prothese dienen. Mit ihnen ist auch bei völliger Zahnlosigkeit festsitzender Zahnersatz möglich. Aber Implantate sind nicht Bestandteil der Regelversorgung. Sämtliche Leistungen, also die Implantate selbst, die Implantataufbauten und die Verbindungselemente sind eine Privatleistung und werden nach der privaten Gebührenordnung abgerechnet.

Vor- und Nachteile

Studien zeigen: Nach erfolgreicher Einheilung sind etwa 90 Prozent der Implantate nach zehn Jahren noch in Funktion. Verluste werden aber nicht systematisch erfasst, es gibt eine Dunkelziffer. Entzündungen sind ein großes Risiko. Und die Kosten sind hoch. All das müssen Sie gegeneinander abwägen.

Gut zu wissen

Rund eine Million Zahnimplantate werden pro Jahr in Deutschland gesetzt. Seit Jahren steigen die Zahlen, 1999 waren es nur 380.000 Implantate. Das sind jedoch Schätzungen auf Grundlage der Verkaufsangaben der Hersteller. Genaue Zahlen der tatsächlich eingesetzten Implantate gibt es nicht.

Die Vorteile

- Mit Implantaten können Lücken geschlossen werden, ohne gesunde benachbarte Zähne durch Beschleifen und Überkronen zu schädigen.
- Zahnersatz mit Implantaten kommt echten Zähnen sehr nahe.
- Implantate können einen Knochenabbau verhindern oder verzögern. Das gilt vor allem im zahnlosen Kiefer.

Für ein erfolgreiches Ergebnis sind jedoch ein sachgerechtes Einsetzen und eine gute Mundhygiene nötig.

So funktionieren Implantate

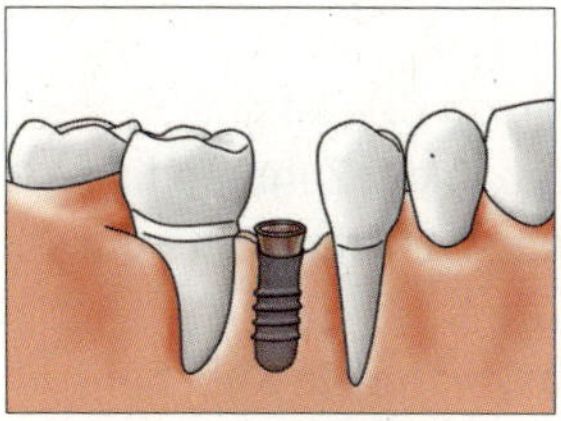

Das Implantat hat ein schraubenförmiges oder zylindrisches Design. Es ersetzt die natürliche Zahnwurzel und muss in den Kieferknochen gebohrt werden.

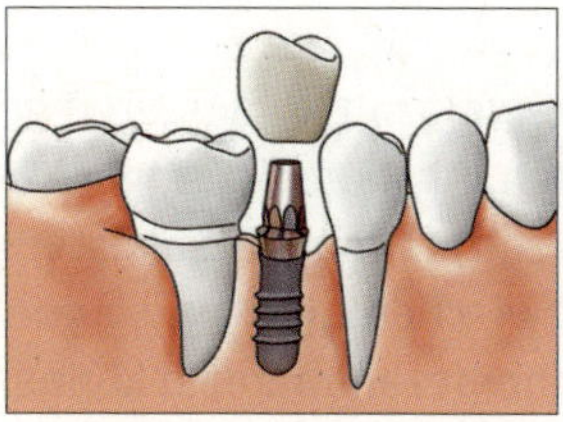

Um den Zahnersatz auf dem Implantat zu befestigen, ist in der Regel ein Zwischenstück nötig, auch Aufbau oder Abutment genannt, das wie ein Adapter funktioniert.

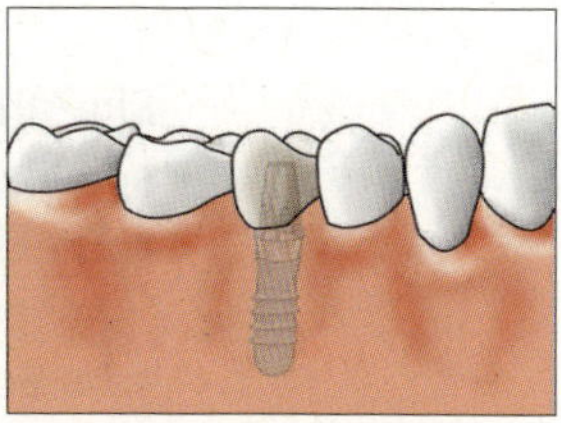

Abschließend wird darauf der Zahnersatz befestigt, also Krone, Brücke oder Prothese (Suprakonstruktion). Einteilige Implantatsysteme, sind weniger verbreitet.

Die Nachteile

- Chirurgischer Eingriff: Ein Implantat muss im Kieferknochen verankert werden.
- In vielen Fällen ist vorher ein Knochenaufbau nötig.
- Es ist eine teure und meist aufwendige Versorgungsvariante mit Risiken.

Implantate sind nicht oder nur schwer möglich bei

- Parodontitis (Risiko für Knochenabbau und für Periimplantitis – diese Entzündung um das Implantat ist häufigste Ursache für Implantatverlust).
- Rauchern oder schlecht eingestellten Diabetikern,
- schweren Allgemeinerkrankungen wie Herz- oder Knochenerkrankungen sowie
- der Einnahme bestimmter Medikamente wie Antirheumatika, Immunsuppressiva oder Bisphosphonaten. Bei welchen Patienten mit Diabetes oder Bisphosphonaten Zahnimplantate möglich und langfristig erfolgreich sein können, wird derzeit geprüft.

Die Kosten

Ein Zahnersatz mit Implantaten gehört zu den kostspieligsten Versorgungsmöglichkeiten in der Zahnmedizin.

- Ein Einzelzahnimplantat kostet inklusive Zahnersatz der Regel zwischen 1.500 und 2.500 Euro.
- Im Schneidezahnbereich können es, wenn ein Knochenaufbau nötig ist, zwischen 3.000 und 3.500 Euro sein.
- Rund 15.000 Euro oder mehr können bei mehreren Implantaten zur Zahnersatzverankerung in einem zahnlosen Kiefer anfallen.

Gesetzlich Versicherte müssen das nahezu komplett selbst bezahlen. Denn die Krankenkassen bezahlen zwar seit 2005

Verbraucherfalle

Privatzahlung: Dass Versorgungen und Behandlungen nur teilweise oder gar nicht von der gesetzlichen Krankenversicherung bezahlt werden, ist eine Besonderheit der Zahnmedizin. Für Patienten kann das im Streitfall Folgen haben: Zwar bleibt eine kostenlose Begutachtung durch die Krankenkasse möglich, und bei Implantat-Komplikationen können sich Patienten an die Gutachterkommissionen oder Schlichtungsstellen der Landeszahnärztekammern wenden. Aber wer die teils hohen Summen, die vor allem bei einer Implantatversorgung selbst gezahlt werden, etwa nach einem Behandlungsfehler zurückfordern will, muss das zivilrechtlich tun, ohne Kassenunterstützung – ein mühsamer Weg, denn bis zu einem Urteil dauert es meist Jahre, und eine Neuanfertigung der Implantate ist bis dahin selbst zu bezahlen. Eine Privatisierung der Kosten bedeutet eben gleichzeitig eine Privatisierung des Risikos, auch wenn alles gelingt.

Mehr im Kapitel „Streit um die Zähne“ auf Seite 157

auch bei einer Implantat-Lösung den Festzuschuss, aber der gilt nur für den eigentlichen Zahnersatz. Das heißt: Sie bekommen die Hälfte der Kosten der preisgünstigsten Variante (Regelversorgung), die ohne Implantate angezeigt gewesen wäre.

Wie teuer eine Lösung genau wird, hängt vor allem von fünf Aspekten ab:

- Wie viele Implantate sind an welcher Stelle geplant?
- Welcher Hersteller und welches Implantatmodell werden gewählt?
- Wie schwierig ist die Operation?
- Ist Knochenaufbau nötig?
- Wie aufwendig wird der Zahnersatz gestaltet?

Beispiel: Sie haben eine zahnbegrenzte Lücke im Seitenzahnbereich. Als Kassenleistung ist hier eine metallische Brücke vorgesehen. Fehlt ein Zahn, erhalten Sie von der gesetzlichen Krankenkasse 330,13 Euro (ohne Bonus, Zahl für 2016). Bei zwei nebeneinander fehlenden Zähnen wären es 377,30 Euro. Entscheiden Sie sich für ein Implantat, müssen Sie also mehr als 1.000 Euro selbst bezahlen.

Ausnahme: Implantate als Kassenleistung

In wenigen Ausnahmefällen erstatten die Krankenkassen die Kosten für Implantate und den dazugehörigen Zahnersatz (Suprakonstruktion genannt). Solche besonders schweren Fälle sind etwa Gesichts- oder Kieferdefekte durch Tumorerkrankungen, Entzündungen, angeborene Fehlbildungen oder nach Unfällen. Die Kostenübernahme erfolgt als Sachleistung, also zu 100 Prozent, muss aber beantragt werden und wird streng geprüft.

Zudem gehört in einigen Ausnahmefällen der Zahnersatz, der auf Implantaten befestigt wird, zur Regelversorgung:

Checklisten Implantatversorgung

Ärger vermeiden, Hilfe finden

- ☐ Besprechen Sie Unklarheiten, bevor Sie den Heil- und Kostenplan (siehe Seite 98) unterschreiben. Erster Ansprechpartner ist der Zahnarzt. Im Zweifelsfall kontaktieren Sie eine Patientenberatungsstelle, Ihre Krankenkasse oder eine Beratungsstelle der Landeszahnärztekammer oder der jeweiligen kassenzahnärztlichen Vereinigung (Adressen ab Seite 180).
- ☐ Die Krankenkasse prüft den Heil- und Kostenplan, aber vor allem die Voraussetzungen für den Festzuschuss. Sie prüft nicht, ob Planung und Kosten angemessen sind. Wichtig: Auch bei gleichem Befund können Planungen verschiedener Zahnärzte fachlich und finanziell stark voneinander abweichen.
- ☐ Private Leistungen, die bei Implantaten immer anfallen, finden Sie auf der zweiten Seite des Heil- und Kostenplans. Fragen Sie, ob alle benötigten und absehbaren Positionen enthalten sind, etwa Vorbehandlungen oder beim Implantat nicht nur die Schraube, sondern auch der eigentliche Zahnersatz (Krone/Brücke).
- ☐ Gerade bei einer umfangreichen Planung mit hohen Kosten ist es ratsam, vor Behandlungsbeginn eine zweite Meinung einzuholen. Manche Krankenkassen bieten ihren Versicherten an, den privaten Rechnungsanteil zu überprüfen.

Wenn nach der Behandlung Probleme auftreten

- ☐ Bei frühen Komplikationen oder technischen Problemen mit der Schraubenkonstruktion stellen Hersteller oft kostenlos ein neues Implantat zur Verfügung. Die Kosten für die erneute Behandlung trägt jedoch der Patient.
- ☐ Nach § 66 SGB V ist die Krankenkasse verpflichtet, Sie beim Verdacht auf einen Behandlungsfehler zu unter-

stützen. Die Kasse kann bei Problemen mit der Zahnersatzversorgung ein Gutachten in Auftrag geben, für das sie auch die Kosten trägt. Einen konkreten Anspruch auf ein Gutachten hat der Patient jedoch nicht. Die Entscheidung hierfür liegt bei der Krankenkasse (mehr auf Seite 167).

Risiken rund um die OP

- ☐ Nach der OP kann es zu Schmerzen, Schwellungen, Blutergüssen oder Wundinfektionen kommen.
- ☐ Im Seitenzahnbereich des Unterkiefers können Implantate den Unterkiefer-Nerv verletzen. Das kann zu einem dauerhaften Taubheitsgefühl im Kinn oder in der Lippe führen.
- ☐ Im Oberkiefer kann ein Implantat die Kieferhöhle verletzen.
- ☐ Bei eng stehenden Zähnen kann ein Implantat die Wurzel eines Nachbarzahns verletzen.
- ☐ Positioniert der Zahnarzt das Implantat falsch im Knochen, kann es Probleme mit dem Zahnersatz geben.
- ☐ Ein Implantat kann verloren gehen, bevor es mit dem Knochen verwächst. Wie häufig das vorkommt, ist unklar.
- ☐ Langfristig kann es zu einer Entzündung des Gewebes um das Implantat kommen. Die Behandlung ist aufwendig und sollte möglichst frühzeitig begonnen werden. Seit 2016 gibt es dazu eine Leitlinie.

- Bei zahnbegrenzten Einzelzahnlücken, wenn keine Parodontitis vorliegt, die Nachbarzähne kariesfrei und nicht überkronungsbedürftig beziehungsweise überkront sind.
- Bei einem zahnlosen Kiefer mit Gewebeschwund (Atrophie).

Wichtig: Implantate sollten sorgfältig geplant werden. In schwierigen Fällen ist es ratsam, einen Mund-, Kiefer-, Gesichtschirurgen oder einen Oralchirurgen aufzusuchen.

Die führenden Fachgesellschaften empfehlen für komplexe Fälle eine Zusammenarbeit von Chirurgen mit Spezialisten für Zahnersatz (Prothetik). Dann kann auch ein dreidimensionales Röntgen nötig sein. Zu den schwierigen Fällen zählen Implantate im Oberkiefer, vor allem im Schneidezahnbereich.

Verbraucherfalle

Zweigeteilte Kosten: Manche Patienten erleben am Ende einer Implantat-Versorgung eine böse Überraschung – wenn nämlich die Rechnung viel höher ausfällt als gedacht, weil ein Zahnarzt am Anfang der Behandlung nur die Kosten für die Operation des Implantats aufgelistet hatte. Was immer einkalkuliert werden muss, sind die Kosten für den eigentlichen Zahnersatz, also für Kronen oder Brücken (fachlich Suprakonstruktion genannt). Achten Sie also darauf, dass Sie einen Kostenvoranschlag für die chirurgische Leistung bekommen (Implantate) **und** für die prothetische Leistung (Zahnersatz).

Zeitpunkt der Implantation

Sofortimplantation: Unter bestimmten Bedingungen kann ein Implantat unmittelbar nach dem Ziehen eines Zahns eingesetzt werden. Vorteil: Das bestehende Zahnfach wird genutzt, umgebendes Gewebe, Knochen und Zahnfleisch bleiben gut erhalten. Das geht aber nur, wenn keine Entzündung vorliegt und das Zahnfach unbeschädigt ist.

Verzögerte Sofortimplantation: Der Zahnarzt wartet mehrere Wochen nach dem Ziehen eines Zahns, bis das Zahnfleisch verheilt ist.

Verbraucherfalle

Unsaniertes Gebiss: Karies, Parodontitis oder Entzündungen an der Zahnwurzel müssen vor einer Zahnersatz-Planung behandelt werden, sonst sind Komplikationen programmiert. In der Richtlinie des Gemeinsamen Bundesausschusses zum Zahnersatz heißt es: „Der Versorgung mit Zahnersatz hat die notwendige konservierend-chirurgische und parodontale Behandlung des Restgebisses vorauszugehen." Das gilt für Kronen, Brücken, Prothesen und Implantate. Richtlinien sind für Zahnärzte bindend. Gerade eine Parodontitis verschlechtert aber die Prognose für Implantate, da sie den Knochen angreift, der die Schraube hält.

Spätimplantation: Der Zahnarzt wartet mehrere Monate, bis auch der Knochen verheilt ist.

Ist ein Knochenaufbau nötig, um dem Implantat festen Halt zu geben, kann sich das Implantieren ebenfalls verzögern.

Zeitpunkt der Versorgung mit Zahnersatz

Wann das Implantat mit dem endgültigen Zahnersatz versehen werden kann, also etwa mit einer Krone oder einer Brücke, hängt davon ab, wie schnell die Schraube im Kiefer einheilt und sich mit dem Knochen verbindet. Im Unterkiefer verläuft diese Phase schneller als im Oberkiefer. Auch die Frage der Knochenqualität (hart oder weich) ist entscheidend. Teilweise können aber drei oder mehr Monate Wartezeit nötig sein, die mit einem herausnehmbaren provisorischen Zahnersatz überbrückt werden.

Eine Sofortversorgung mit endgültigem Zahnersatz direkt nach der Implantation ist nur in Ausnahmefällen möglich und

Verbraucherfalle

Marketing: Für Implantate wird mit regelrechten Marketingkonzepten geworben. Sie heißen „All on four", „Teeth in one hour" oder „Feste Dritte an einem Tag". Der Grund: Immer mehr Zahnärzte spezialisieren sich auf den lukrativen Bereich, und neue und alte Hersteller versuchen, ihre Patienten-Zielgruppe zu vergrößern. Ungeduld ist jedoch ein schlechter Ratgeber für eine Implantatversorgung. Aufwand und Dauer lassen sich meist erst bei genauer Inspektion des Knochens bestimmen. Interessenten sollten kritisch nachfragen, wie gut ein Konzept wissenschaftlich erforscht ist. Neuheiten werden oft offensiv angeboten, ohne gut untersucht zu sein. Ebenfalls wichtig: Warum entstand die Lücke, die das Implantat schließen soll? Wer Zähne durch mangelnde Pflege verloren hat, kann auch ein Implantat dadurch verlieren.

setzt viel operative Erfahrung, gute Diagnostik und Planung voraus. Möglich ist es etwa bei Zahnersatz auf mehreren Implantaten, der sich wechselseitig stabilisiert, ohne unter Spannung zu stehen. Für Einzelzahnimplantate raten Fortbildungsexperten der Fachgesellschaft DGI von solch einer Sofortbelastung ab und empfehlen eine längere belastungsfreie Zeit.

Der Heil- und Kostenplan

Wenn Zahnersatz geplant ist, ist bei gesetzlich versicherten Patienten ein Heil- und Kostenplan rechtlich vorgeschrieben. Er ist die Grundlage für eine Versorgung mit Zahnersatz. Auf diesem Dokument wird der Behandlungsplan eingetragen sowie die voraussichtlichen Kosten.

Bevor die Behandlung beginnt, muss der Zahnarzt den Heil- und Kostenplan ausfüllen, dann wird der Plan der Krankenkasse des Patienten vorgelegt, am besten inklusive Bonusheft. Die Kasse prüft, ob die Voraussetzungen für ei-

Tipp

Müssen Kronen, Brücken oder Prothesen erweitert oder außerhalb der Gewährleistung wiederhergestellt werden, ist keine Bewilligung durch die Krankenkasse nötig. Aber der Zahnarzt muss über die Kosten und die mögliche Basislösung (Regelversorgung) informieren und einen Heil- und Kostenplan ausfüllen.

nen Kassenzuschuss erfüllt sind und setzt den Festzuschuss fest. Daraus ergibt sich dann der Eigenanteil des Patienten. Bei Bedarf kann die Krankenkasse den Behandlungsplan mit einem Gutachten überprüfen lassen („Planungsgutachten").

Kosten

Für gesetzlich Versicherte ist ein Heil- und Kostenplan laut Sozialgesetzbuch kostenfrei. Wörtlich heißt es im Gesetz: „Der Vertragszahnarzt hat vor Beginn der Behandlung einen kostenfreien Heil- und Kostenplan zu erstellen, der den Befund, die Regelversorgung und die tatsächlich geplante Versorgung (...) nach Art, Umfang und Kosten beinhaltet." (SGB V, § 87 Abs. 1 a)

Tipp

Wer gesetzlich versichert ist und einen Heil- und Kostenplan bezahlen soll, sollte sich an seine Krankenkasse wenden und prüfen lassen, ob das rechtmäßig ist.

Auch bei einer zweiten Meinung ist der Heil- und Kostenplan kostenfrei, betont die Kassenzahnärztliche Bundesvereinigung (KZBV). Ebenso ist er kostenfrei, wenn gleichartiger oder andersartiger Zahnersatz geplant ist. Das steht ausdrücklich im genannten Paragraf 87 im Sozialgesetzbuch. Bei rein privaten Leistungen jedoch, ohne Beteiligung der gesetzlichen Krankenversicherung, kann der Zahnarzt für das Ausstellen eines Heil- und Kostenplanes eine Gebühr

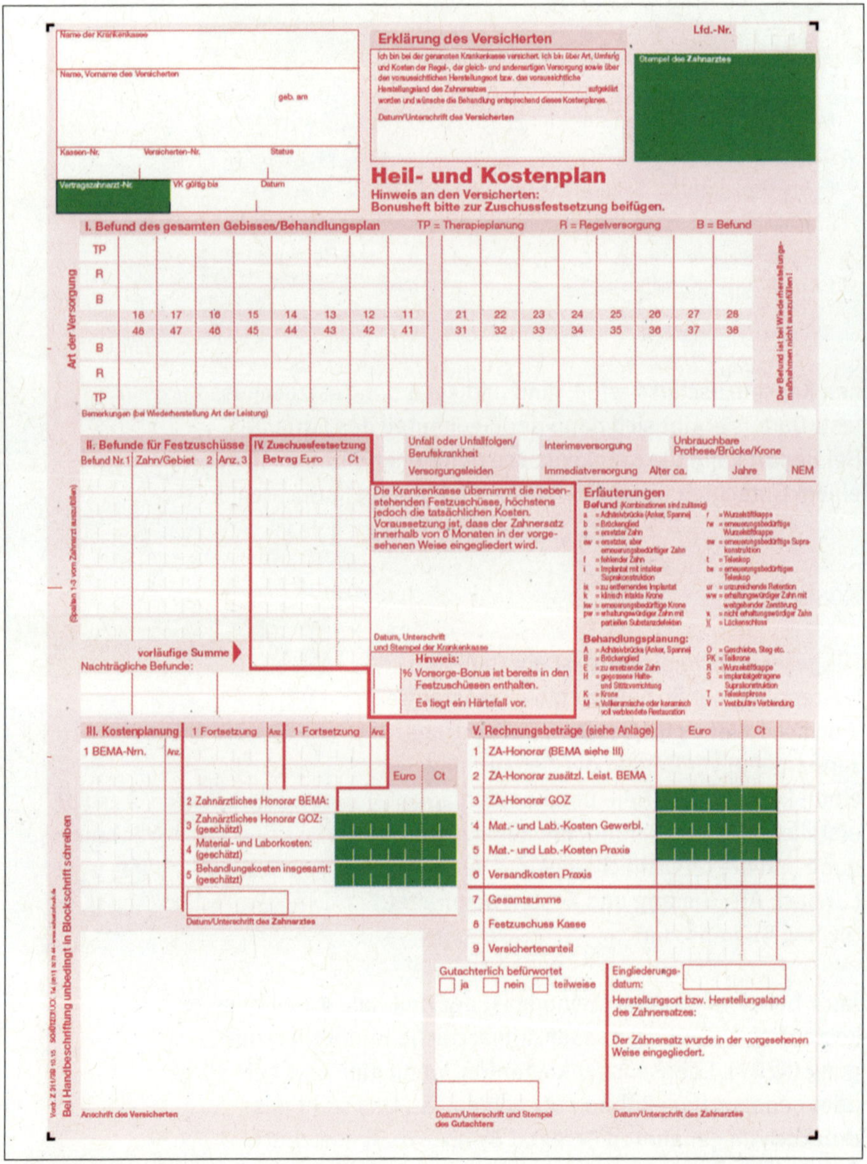

Name der Krankenkasse

Name, Vorname des Versicherten — geb. am

Kassen-Nr. — Versicherten-Nr. — Status

Vertragszahnarzt-Nr. — VK gültig bis — Datum

Erklärung des Versicherten

Ich bin bei der genannten Krankenkasse versichert. Ich bin über Art, Umfang und Kosten der Regel-, der gleich- und andersartigen Versorgung sowie über den voraussichtlichen Herstellungsort bzw. das voraussichtliche Herstellungsland des Zahnersatzes ______ aufgeklärt worden und wünsche die Behandlung entsprechend dieses Kostenplanes.

Datum/Unterschrift des Versicherten

Lfd.-Nr.

Stempel des Zahnarztes

Heil- und Kostenplan

Hinweis an den Versicherten:
Bonusheft bitte zur Zuschussfestsetzung beifügen.

I. Befund des gesamten Gebisses/Behandlungsplan — TP = Therapieplanung — R = Regelversorgung — B = Befund

Art der Versorgung

TP																
R																
B																
	18	17	16	15	14	13	12	11	21	22	23	24	25	26	27	28
	48	47	46	45	44	43	42	41	31	32	33	34	35	36	37	38
B																
R																
TP																

Der Befund ist bei Wiederherstellungsmaßnahmen nicht auszufüllen!

Bemerkungen (bei Wiederherstellung Art der Leistung)

II. Befunde für Festzuschüsse — Befund Nr. 1 — Zahn/Gebiet 2 — Anz. 3

(Spalten 1-3 vom Zahnarzt auszufüllen)

IV. Zuschussfestsetzung — Betrag Euro — Ct

Unfall oder Unfallfolgen/Berufskrankheit — Interimsversorgung — Unbrauchbare Prothese/Brücke/Krone

Versorgungsleiden — Immediatversorgung — Alter ca. ___ Jahre — NEM

Die Krankenkasse übernimmt die nebenstehenden Festzuschüsse, höchstens jedoch die tatsächlichen Kosten. Voraussetzung ist, dass der Zahnersatz innerhalb von 6 Monaten in der vorgesehenen Weise eingegliedert wird.

Datum, Unterschrift und Stempel der Krankenkasse

vorläufige Summe

Nachträgliche Befunde:

Hinweis:
% Vorsorge-Bonus ist bereits in den Festzuschüssen enthalten.
Es liegt ein Härtefall vor.

Erläuterungen

Befund (Kombinationen sind zulässig)

a = Adhäsivbrücke (Anker, Spanne)
b = Brückenglied
e = ersetzter Zahn
ew = ersetzter, aber erneuerungsbedürftiger Zahn
f = fehlender Zahn
i = Implantat mit intakter Suprakonstruktion
ix = zu entfernendes Implantat
k = klinisch intakte Krone
kw = erneuerungsbedürftige Krone
pw = erhaltungswürdiger Zahn mit partiellen Substanzdefekten
r = Wurzelstiftkappe
rw = erneuerungsbedürftige Wurzelstiftkappe
sw = erneuerungsbedürftige Suprakonstruktion
t = Teleskop
tw = erneuerungsbedürftiges Teleskop
ur = unzureichende Retention
ww = erhaltungswürdiger Zahn mit weitgehender Zerstörung
x = nicht erhaltungswürdiger Zahn
)(= Lückenschluss

Behandlungsplanung:

A = Adhäsivbrücke (Anker, Spanne)
B = Brückenglied
E = zu ersetzender Zahn
H = gegossene Halte- und Stützvorrichtung
K = Krone
M = Vollkeramische oder keramisch voll verblendete Restauration
O = Geschiebe, Steg etc.
PK = Teilkrone
R = Wurzelstiftkappe
S = implantatgetragene Suprakonstruktion
T = Teleskopkrone
V = Vestibuläre Verblendung

III. Kostenplanung — 1 Fortsetzung — Anz. — 1 Fortsetzung — Anz.

1 BEMA-Nrn. — Anz.

	Euro	Ct
2 Zahnärztliches Honorar BEMA:		
3 Zahnärztliches Honorar GOZ: (geschätzt)		
4 Material- und Laborkosten: (geschätzt)		
5 Behandlungskosten insgesamt: (geschätzt)		

Datum/Unterschrift des Zahnarztes

V. Rechnungsbeträge (siehe Anlage)

		Euro	Ct
1	ZA-Honorar (BEMA siehe III)		
2	ZA-Honorar zusätzl. Leist. BEMA		
3	ZA-Honorar GOZ		
4	Mat.- und Lab.-Kosten Gewerbl.		
5	Mat.- und Lab.-Kosten Praxis		
6	Versandkosten Praxis		
7	Gesamtsumme		
8	Festzuschuss Kasse		
9	Versichertenanteil		

Gutachterlich befürwortet: ☐ ja ☐ nein ☐ teilweise

Datum/Unterschrift und Stempel des Gutachters

Eingliederungsdatum:

Herstellungsort bzw. Herstellungsland des Zahnersatzes:

Der Zahnersatz wurde in der vorgesehenen Weise eingegliedert.

Datum/Unterschrift des Zahnarztes

Anschrift des Versicherten

Bei Handbeschriftung unbedingt in Blockschrift schreiben

Die erste Seite des Heil- und Kostenplans. Der Zahnarzt trägt den Befund ein, die dazugehörige Kassenleistung und die tatsächlich geplante Versorgung. Aus der Differenz zwischen Gesamtsumme und Festzuschuss ergibt sich am Ende der Versichertenanteil.

berechnen. Das gilt etwa bei privaten kieferorthopädischen Planungen oder bei einer Funktionsanalyse. Die Kosten liegen zwischen 11 und 49 Euro, je nach Steigerungsfaktor für Zeitaufwand und Schwierigkeitsgrad. Bei privat versicherten Patienten hängt es vom Versicherungsvertrag ab, ob ein Heil- und Kostenplan Pflicht ist.

Gültigkeit und Inhalt

Die Genehmigung und damit die Festzuschuss-Zusage ist ein halbes Jahr gültig, das heißt, innerhalb von sechs Monaten muss der Zahnersatz in der vorgesehenen Weise eingegliedert werden. Wenn diese Frist nicht eingehalten werden kann (etwa aus gesundheitlichen Gründen), kann bei der Kasse ein Antrag auf Verlängerung gestellt werden.
Der Heil- und Kostenplan besteht aus zwei Seiten. Erste Seite: Hier trägt der Zahnarzt Folgendes ein:

- den Befund
- die dazugehörige Kassenleistung
- und die tatsächlich geplante Versorgung (Therapieplanung).
- Seit 2016 wird auch der Herstellungsort des Zahnersatzes auf der ersten Seite eingetragen, wenn Zahnersatz aus dem Ausland geplant ist.

Zweite Seite: Sie ist die „Anlage zum Heil- und Kostenplan" und nur dann auszufüllen, wenn ein Patient mehr als die Kassenleistung (Regelversorgung) wünscht. Wenn also eine „gleichartige" oder „andersartige" Versorgung geplant ist, werden hier das privatzahnärztliche Honorar und der voraussichtliche Eigenanteil eingetragen. Mit der Unterschrift auf dieser zweiten Seite bestätigen Sie, dass Sie eine Versorgung wünschen, die private Zuzahlungen nach sich zieht.

Heil- und Kostenplan: Darauf müssen Sie achten!

- ☐ Selbst prüfen: Die gesetzliche Krankenkasse prüft den Heil- und Kostenplan. Trotzdem sollten Sie selbst genau hinschauen. Kontrollieren Sie vor einer Unterschrift die geplanten Leistungen und die angegebenen Kosten, und lassen Sie sich alle Punkte erklären.
- ☐ Lassen Sie sich bestätigen, dass alle benötigten und absehbaren Positionen (zum Beispiel Vorbehandlungen bei Zahnersatz, Begleitleistungen bei prothetischen Arbeiten) im Kostenvoranschlag enthalten sind.
- ☐ Steigerungsfaktor erfragen: Leistungen, die Zahnärzte nach der privaten Gebührenordnung GOZ erbringen, werden nach Schwierigkeitsgrad berechnet. In der Regel wird der Einfachsatz um den Faktor 2,3 gesteigert, laut GOZ für „durchschnittliche Leistungen". Falls dies nicht im Heil- und Kostenplan aufgeführt ist, fragen Sie vor einer Zustimmung nach dem verwendeten Steigerungsfaktor, denn er beeinflusst die Höhe der Kosten.
  Beispiel: Für eine Teilkrone kann ein Zahnarzt laut GOZ 267 Euro berechnen (2,3-facher Steigerungssatz) oder 406 Euro (3,5-facher Steigerungssatz).
- ☐ Berechnet ein Zahnarzt mehr als das 2,3-Fache des Gebührensatzes, muss er dies schriftlich begründen. Ab dem Faktor 3,5 müssen Patienten schriftlich zustimmen. Achten Sie also auf die Kosten, wenn Sie eine „abweichende Vereinbarung" unterschreiben sollen (GOZ §10 Abs. 3 u. §2 Abs. 1 u. 2).
- ☐ Lassen Sie sich bei größeren Arbeiten auch einen schriftlichen Kostenplan vom Zahntechniker ausstellen. Wenn die zahntechnischen Leistungen „insgesamt voraussichtlich einen Betrag von mehr als 1.000 Euro überschreiten", hat der Zahnarzt diesen laut GOZ §9 Abs. 2 anzubieten und auf Verlangen des Patienten vorzulegen.

- ☐ Holen Sie sich bei Bedarf Rat bei einer Patientenberatungsstelle oder bitten Sie gegebenenfalls einen anderen Zahnarzt um eine Diagnosestellung.
- ☐ Reihenfolge einhalten: Erst wenn die Krankenkasse den Heil- und Kostenplan geprüft und bewilligt hat, beginnt die Behandlung. Wer diese Reihenfolge als Patient nicht einhält, kann den Anspruch auf den Kassenzuschuss verlieren. Das Landessozialgericht Niedersachsen-Bremen entschied 2015, dass gesetzliche Krankenkassen den Festzuschuss für Zahnersatz nicht bezahlen müssen, wenn ihnen vor Behandlungsbeginn kein Heil- und Kostenplan zur Prüfung vorgelegt wurde (Az. L 4 KR 535/11).
- ☐ Überprüfen Sie nach der Behandlung die Endabrechnung. Stimmt sie bei Kosten, GOZ-Positionen und berechnetem Steigerungsfaktor mit dem Heil- und Kostenplan überein?
- ☐ Unklarheiten sollten Sie in der Praxis ansprechen. Bei Bedarf können Sie die Rechnung bei einer Patientenberatungsstelle oder der zuständigen Zahnärztekammer prüfen lassen. Korrekturen der Rechnung sind im Nachhinein jedoch deutlich schwieriger als vorher Korrekturen bei der Planung.
- ☐ **Tipp:** Weitere Hilfestellungen finden Sie in der Broschüre der Verbraucherzentralen „Zahnersatzkosten im Griff" www.verbraucherzentrale.nrw/zahnersatz-heil-und-kostenplan

Beispiel: In der Zeile B auf Seite eins des Heil- und Kostenplans (siehe Seite 100) bei Zahn 46 steht „ww", in der Zeile R darunter „K". In der Zeile TP steht „KM". Das bedeutet: Ein Backenzahn unten rechts (vier-sechs) ist „erhaltungswürdig mit weitgehender Zerstörung" (ww). Das ist der Befund (B). Die Regelversorgung (R) sieht eine Krone (K) vor. Patient und Zahnarzt haben sich aber auf eine abweichende Therapieplanung (TP) geeinigt, nämlich auf eine zahnfarbene, also vollkeramische oder keramisch verblendete Krone (KM).

Wirtschaftliche Aufklärung

Grundsätzlich ist ein Zahnarzt nicht nur zur medizinischen, sondern auch zur wirtschaftlichen Aufklärung verpflichtet, und zwar in Textform. Er muss also seine Patienten nicht nur darüber aufklären, welcher Nutzen und welche Risiken mit der geplanten Behandlung verbunden sind, sondern auch darüber, was sie kostet. Fehlt eine solche Aufklärung, müssen Patienten die Behandlungskosten nicht bezahlen. Der wirtschaftliche Schaden, den der Patient wegen der Pflichtverletzung hat, wird mit dem Honoraranspruch des Zahnarztes verrechnet. Allerdings muss ein Patient beweisen, dass ein Zahnarzt gegen die wirtschaftliche Aufklärungspflicht verstoßen hat (OLG Celle, Urteil vom 28. Mai 2001, Az. 1 U 28/00). Bei der medizinischen Aufklärung ist die Beweislast umgekehrt: Hier muss ein Arzt beweisen, dass sie ausreichend erfolgt ist.

Verbraucherfalle

Keine Preisgarantie: Nach dem Bürgerlichen Gesetzbuch (BGB) sind Heil- und Kostenpläne eine unverbindliche Berechnung der voraussichtlich entstehenden Kosten. Material- und Laborkosten werden vor der Behandlung nur geschätzt. Diese Schätzung muss aber so genau wie möglich angegeben werden. Laut GOZ § 9 Abs. 2 muss ein Zahnarzt den Patienten „unverzüglich“ unterrichten, wenn „eine Überschreitung der im Kostenvoranschlag genannten Kosten um mehr als 15 Prozent zu erwarten“ ist.

Wenn es teurer wird als gedacht

Wird eine Behandlung nach der Genehmigung des Heil- und Kostenplans teurer, gilt das gleiche wie für Kostenvoranschläge von Firmen: Kommt es zu einer Überschreitung, muss der Auftragnehmer dem Auftraggeber dies nach §650 Abs. 2 des Bürgerlichen Gesetzbuches mitteilen. Kommt er dieser Anzeigenpflicht nicht nach, kann dies einen Schadenersatzanspruch des Auftraggebers begründen.

Bei einer erheblichen Überschreitung des Heil- und Kostenplans ist eine neue Genehmigung nötig. Es ist jedoch nicht eindeutig, ab wann eine erhebliche Überschreitung vorliegt. 1981 urteilte das Landgericht Bielefeld, das gelte bei Kostensteigerungen ab 25 Prozent (Az. 2 S 258/80).

Nach Auffassung der Justiz muss ein Zahnarzt sein eigenes Honorar präziser schätzen als die Laborleistung: 2006 urteilte das Oberlandesgericht Brandenburg, dass das zahnärztliche Honorar im Heil- und Kostenplan als verbindlich anzusehen sei, demgegenüber die für den Patienten erkennbar geschätzten (Fremd-)Laborkosten nicht. Nach Ansicht der Richter ist der Zahnarzt „vor Beginn der geplanten Behandlung und bei Aufstellung des Heil- und Kostenplanes regelmäßig in der Lage, die von ihm zu erbringenden Leistungen zu überblicken" und „dem Patienten gegenüber verpflichtet, das zahnärztliche Honorar, das für seine Leistungen anfallen wird, so genau wie möglich im Vorhinein aufzuschlüsseln" (Az. 12 U 31/06).

Bei den Laborkosten ist ein Heil- und Kostenplan nach Ansicht des Oberlandesgerichts Brandenburg nicht verbindlich, zumindest nicht in dem Regelfall, wenn das Labor eigenständig ist: Wenn der Zahnarzt nicht über ein eigenes Labor verfügt, „können die voraussichtlichen Material- und Laborkosten nicht genau angegeben werden, vielmehr erst nach Herstellung des Zahnersatzes ermittelt werden".

Hat ein Zahnarzt jedoch ein eigenes Labor, sei es laut OLG Köln „nicht nachvollziehbar", dass Laborkosten nur geschätzt werden könnten, weil nicht ersichtlich sei, weshalb ein Zahnarzt, „insbesondere ein solcher, der über ein eigenes Labor verfügt, nicht in der Lage sein sollte, die (...) zu erwartenden Laborkosten einigermaßen exakt im Vorhinein zu bestimmen" (Az. 5 U 35/97).

Nur wenn im Verlauf der Behandlung Schwierigkeiten auftreten, die für den Zahnarzt trotz vorheriger Diagnostik nicht vorhersehbar waren, ist beim Zahnarzthonorar eine nachträgliche Erhöhung möglich.

Besonderheiten, die die Behandlung erschweren, müssen im Kostenvoranschlag berücksichtigt werden. Oder der Zahnarzt muss den Patienten darauf hinweisen, dass das Honorar eventuell später höher ausfällt (OLG Köln, Urteil vom 23. Oktober 1996, Az. 5 U 52/96, LG Krefeld, Urteil vom 17. Juli 1992, Az. S 36/92).

Versteckte Zusatzkosten

Vorsicht vor unkonkreten Formulierungen im Heil- und Kostenplan, wenn dort zum Beispiel steht ...

- „Kosten für allgemeine und konservierend-chirurgische Leistungen nach der GOZ sind in den Beträgen nicht enthalten",
- „Eventuell notwendige konservierende, chirurgische oder sonstige Leistungen werden nach individuellem Aufwand zusätzlich in Rechnung gestellt",
- *oder* wenn im Heil- und Kostenplan nur prothetische Leistungen aufgeführt sind ohne weitere dazugehörige Maßnahmen.

Dann sollten Sie beim Zahnarzt nachfragen, welche zusätzlichen Leistungen anfallen und gegebenenfalls einen weiteren Kostenvoranschlag einfordern oder mit Ihrem Zahnarzt besprechen, dass weitere Leistungen zumindest als Pauschalbetrag aufgeführt werden.

Im Zweifel zweite Meinung

Wenn Sie Fragen zu Therapie- und die Kostenangaben im Heil- und Kostenplan haben, können Sie sie von einem anderen Zahnarzt überprüfen lassen. Das ist für gesetzlich Versicherte auf jeden Fall kostenfrei bei den Beratungsstellen der Zahnärzteschaft. Bei Vorlage des Heil- und Kostenplanes können Patienten vor Ort eine kostenlose zweite Meinung erhalten. Weitere Informationen und Adressen der Beratungsstellen unter **www.informationen-zum-zahnersatz.de/beratung/** und **www.informationen-zum-zahnersatz.de/beratung/beratungsstellen/**.

Die gesetzlichen Krankenkassen sind zwar laut Sozialgesetzbuch dazu verpflichtet, jeden Heil- und Kostenplan vor der Genehmigung zu prüfen. Doch dies bezieht sich in der Regel nur darauf, ob und in welcher Höhe ein Kassenzuschuss gewährt wird. Nicht bei jedem Heil- und Kostenplan prüfen die Kassen, ob die Behandlung an sich gerechtfertigt oder preislich im Rahmen ist.

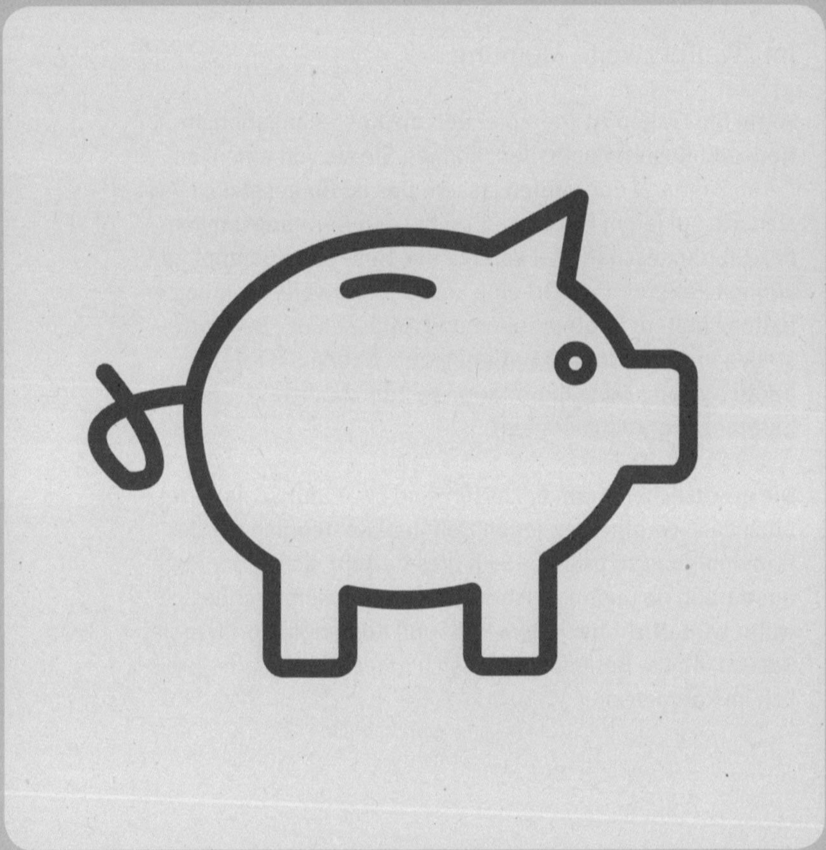

Geld sparen bei der Behandlung

Beim Zahnersatz müssen Patienten, mit Ausnahme von Geringverdienern, auf jeden Fall zuzahlen. Das kann mehrere 1.000 Euro, teilweise sogar mehrere 10.000 Euro kosten. Deshalb locken manche Zahnärzte, Krankenkassen oder auch Unternehmen damit, Geld zu sparen. Hier erfahren Sie, was dabei zu beachten ist, von A wie Auslandsbehandlung bis Z wie Zahnzusatzversicherung.

Bonusheft

Das weiße Heftchen hilft die Kosten für Zahnersatz zu reduzieren. Denn wer damit regelmäßige Kontrolluntersuchungen beim Zahnarzt nachweisen kann, bekommt zusätzlich zum Festzuschuss einen Extrazuschuss von der Krankenkasse. Alle Mitglieder der gesetzlichen Krankenversicherung haben einen Anspruch darauf – auch mitversicherte Kinder und Jugendliche. Im Bonusheft kreuzt der Zahnarzt bei Erwachsenen die „zahnärztliche Untersuchung" an, bei Kindern und Jugendlichen das Feld „Individualprophylaxe". Wichtig sind dabei Untersuchungsdatum und Praxisstempel.

Wer beim Zahnarzt war, aber das Bonusheft nicht dabei hatte, kann die Stempel nachtragen lassen. Immer wieder gibt es Debatten darüber, ob der Zahnarzt dafür eine Gebühr verlangen darf. Seit 2013 gehört das Ausfüllen eines Bonusheftes zur vertragsärztlichen Versorgung, wird also mit den Krankenkassen abgerechnet. Allerdings laut dem sogenannten Bundesmantelvertrag nur im selben Quartal (§ 36, Abs. 7). Nach Ablauf des Quartals kann es sein, dass Patienten eine Gebühr zahlen müssen. Das gilt auch bei Stempeln für Schutzimpfungen, Schwangerschafts- oder Krebsvorsorge.

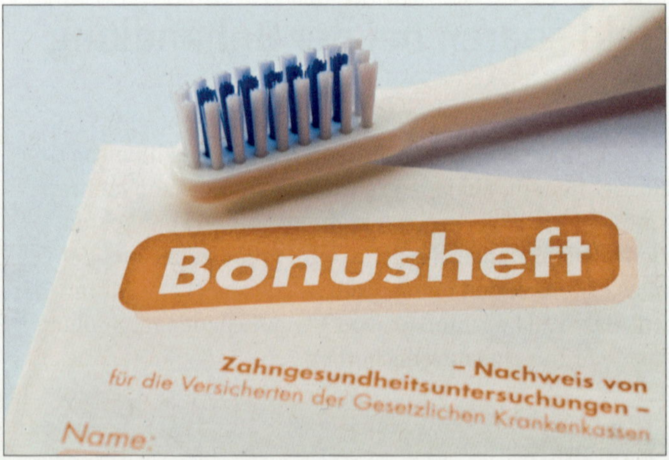

65 statt 50 Prozent Zuschuss zu den Kosten der Regelversorgung gibt es mit Stempeln im Bonusheft nach zehn Jahren.

- Ohne Bonus übernimmt die gesetzliche Krankenkasse 50 Prozent der Kosten bei Zahnersatz.
- Wer mindestens fünf Jahre lang jährlich beim Zahnarzt war, erhält 60 Prozent der Kosten von der Kasse (der Festzuschuss erhöht sich um 20 Prozent)
- Wer mindestens zehn Jahre lang jährlich beim Zahnarzt war, erhält 65 Prozent der Kosten von der Kasse (der Festzuschuss erhöht sich um 30 Prozent)

Bedingung: Erwachsene müssen mindestens einmal pro Jahr zum Zahnarzt gehen, Kinder und Jugendliche bis zum 18. Lebensjahr zweimal pro Jahr. Ab dem zwölften Lebensjahr können Kinder ein Bonusheft bekommen.

Zahnersatz aus dem Ausland

Wie funktioniert der „Nulltarif“?

„Zahnersatz zum Nulltarif“ verspricht so manche Werbung. Das heißt: Sie bekommen Zahnersatz ohne eigene Zuzahlung – was normalerweise nur in finanziellen Härtefällen möglich ist. Tatsächlich ist es machbar, jedoch nur unter diesen Voraussetzungen:

- Preiswerter Zahnersatz aus dem Ausland
- Versorgung mit der Standardtherapie, die die gesetzlichen Kassen als Regelversorgung definiert haben
- Bonusheft lückenlos über zehn Jahre geführt (erhöht den Kassenzuschuss um 30 Prozent)

Gut zu wissen

Die Kostenersparnis wird vor allem über das ausländische Labor erreicht und durch die Wahl der Regelversorgung. Wer eine Lösung jenseits der Regelversorgung haben möchte, also eine gleichartige oder andersartige Versorgung, muss die Mehrkosten selbst bezahlen. Zusatzkosten beim Zahnarzt, etwa für Material oder Honorar (höherer Gebührensatz) machen einen Nulltarif unmöglich.

Wie gut ist ausländischer Zahnersatz?

Ausländischer Zahnersatz – meist handelt es sich dabei um Kronen oder Brücken aus Asien, vor allem aus China. Das muss nicht schlechter sein als ein Modell aus Deutschland. Aber die Ware sollte deutschen Qualitätsnormen entsprechen, etwa den Vorschriften des Medizinproduktegesetzes. Die Bundeszahnärztekammer weist darauf hin, dass der

Zahnarzt für die Versorgung haftet. Deshalb sollte die Entscheidung über den Herstellungsort des Zahnersatzes mit ihm abgesprochen werden. Hilfreich kann es sein, wenn das ausländische Labor mit einem deutschen Labor kooperiert, das die Qualität des Zahnersatzes prüft und bei möglichen Nachbesserungen die Arbeiten übernehmen kann.

Wer bietet preiswerte Lösungen an?

Verschiedene Wege führen zum preiswerten ausländischen Zahnersatz.

- Teilweise arbeiten Krankenkassen mit ausländischen Vertragspartnern zusammen, also mit Zahnärzten, Zahntechnikern oder mit Laboren, um Versicherten eine Versorgung zu einem günstigen Preis oder zum Nulltarif anzubieten. Darauf weisen sie beispielsweise hin, wenn Patienten einen Heil- und Kostenplan einreichen.
- Manche Krankenkassen empfehlen auch einen Wechsel zu einem anderen Zahnarzt, der wiederum mit ausländischen Partnern den Zahnersatz preiswerter anbietet.
- Teilweise sprechen große Labore mit ihrer Werbung direkt Patienten an und animieren sie, ihren Zahnarzt nach dieser Variante zu fragen. Falls er das ablehnt, nennt das Unternehmen dem Patienten einen kooperierenden Zahnarzt.

Wie sinnvoll ist das?

Für manche Patienten kann ausländischer Zahnersatz eine gute Alternative sein, weil damit eine Versorgung möglich wird, die sonst vielleicht nicht bezahlbar gewesen wäre. Aber auch bei deutschen Zahnlaboren gibt es deutliche Preisunterschiede und somit Sparpotenzial. Danach kann man gezielt beim Zahnarzt fragen. Die Laborkosten für eine Brücke über zwei Zahnlücken können beispielsweise knapp

3.000 Euro ausmachen oder nur knapp 2.000 Euro – beim selben Zahnarzt.

Grundsätzlich steckt der Spielraum für den Preis in den Material- und Laborkosten, die meist 60 bis 70 Prozent der Endabrechnung ausmachen. Beim Honorar darf der Zahnarzt die gesetzlich festgelegte Mindestgrenze nicht unterschreiten.

Wer bereit ist, auf seine freie Zahnarztwahl zu verzichten, erhält teilweise günstigere Preise bei Zahnärzten, die einige gesetzliche Krankenkassen als Vertragspartner anbieten. Dort kann der Zahnersatz preiswerter sein oder auch eine professionelle Zahnreinigung. Aber wer auf Schnäppchenjagd bedacht den Zahnarzt wechselt, muss in der anderen Praxis erst wieder ein Vertrauensverhältnis aufbauen. Zudem weigern sich manche Zahnärzte, mit fremden, ihnen von der Kasse zugewiesenen Laboren zu kooperieren. Ihr Argument: Der Behandlungserfolg hängt auch von der guten, teils lange andauernden Zusammenarbeit zwischen Zahnarzt, Labor und Patient ab.

Behandlung im Ausland

„Bis zu 70 Prozent billiger!“ So werben vor allem osteuropäische Praxen um deutsche Kunden. Nach einer Entscheidung des Europäischen Gerichtshofs von 2003 haben gesetzlich Versicherte grundsätzlich das Recht, sich in anderen Mitgliedsstaaten der EU behandeln zu lassen (EuGH, Az. C-385/99). Und die Krankenkassen gewähren dabei auch den Zahnersatz-Festzuschuss. Doch eine Behandlung im Ausland sollte gut vorbereitet sein.

- Kontaktieren Sie vorher auf jeden Fall Ihre Krankenkasse und fragen sie dort nach dem Ablauf und der Kostenerstattung.

Tipp

Fragen Sie Ihre Krankenkasse, ob sie Kooperationen mit Zahnärzten oder Laboren in Deutschland anbietet. Dann kann Zahnersatz auch ohne Auslandsreise billiger werden. Und bedenken Sie, dass Sie eine deutsche Praxis brauchen, um den Zahnersatz in den Jahren nach dem Einsetzen gut erhalten zu können.

- Klären Sie vorab, wie gut die Praxis ausgestattet ist. Fragen Sie, wie viele im Praxisteam Deutsch sprechen und verstehen.
- Fragen Sie, wie ungeplante Nachbehandlungen geregelt sind.
- Rechnen Sie die Reise- und Unterbringungskosten mit ein. Manche Anbieter übernehmen sogar Flug- und Hotelkosten.
- Planen Sie den Zeitfaktor ein. Aufwendiger Zahnersatz ist meist nicht an einem Tag angefertigt, oft sind Vorbehandlungen oder (bei Implantaten) Einheilzeiten nötig.
- Reichen Sie den Heil- und Kostenplan vor Behandlungsbeginn in deutscher Sprache bei Ihrer Krankenkasse ein.
- Sind Voruntersuchungen, Röntgenaufnahmen oder ein chirurgischer Eingriff im Kostenvoranschlag aufgeführt? Falls nicht, kann die Rechnung am Ende deutlich teurer werden als erwartet.
- Genehmigt die Kasse den Plan, erhalten Sie auch bei Auslandsbehandlung den Festzuschuss.
- Lassen Sie sich nach der Behandlung eine detaillierte Rechnung auf Deutsch ausstellen und reichen Sie diese bei Ihrer Krankenkasse ein.

Gut zu wissen

Über die Hälfte der Deutschen (55 Prozent) kann sich vorstellen, sich im Ausland medizinisch behandeln zu lassen. Zu diesem Ergebnis kommt der IUBH Touristik-Radar 2016, eine repräsentative Befragung der Internationalen Hochschule Bad Honnef. Hauptgrund für den Arztbesuch im Ausland sind die günstigeren Kosten (53 Prozent). Die beliebtesten Auslandsbehandlungen sind wie schon 2012 Rehamaßnahmen und Kuraufenthalte (36 Prozent) sowie Zahn- (30 Prozent) und Augenbehandlungen (14 Prozent). Eine nützliche Checkliste der Hochschule finden Sie unter www.iubh-dualesstudium.de/checkliste-medizintourismus/

Verbraucherfalle

Komplikationen: Es gilt nicht automatisch deutsches Recht. Mögliche Haftungsansprüche gegen den Zahnarzt muss ein Patient in der Regel nach dem jeweiligen Landesrecht geltend machen. Bei Komplikationen oder nötigen Nachbesserungen am Zahnersatz können deshalb erhebliche Kosten anfallen. Zahnärzte in Deutschland sind außer im Notfall nicht verpflichtet, fremden Zahnersatz kostenfrei zu korrigieren oder nachzubessern.
Tipp: Klären Sie daher, ob die ausländische Praxis eine Gewährleistung einräumt (in Deutschland gilt sie für zwei Jahre) oder eine Garantie. Fragen Sie vorher, worauf Sie bei Problemen einen Anspruch haben.

Genehmigung nötig

Gesetzlich Krankenversicherte können eine **(zahn-)ärztliche Behandlung** innerhalb der Grenzen der EU auch jenseits der Notfallversorgung in Anspruch nehmen. Diese europäische Rechtsprechung (EuGH, C-385/99) ist in das Sozialgesetzbuch eingeflossen (§ 13 SGB V). Damit ist im Prinzip eine ambulante Behandlung im europäischen Ausland jederzeit ohne vorherige Genehmigung durch die eigene Krankenkasse möglich. Der gesetzlich versicherte Patient wird nach dem Kostenerstattungsprinzip als Selbstzahler behandelt, bezahlt also seine Rechnung direkt beim Zahnarzt und erhält danach erst den erstattungsfähigen Anteil der Krankenkasse.

Geht es um **Zahnersatz**, ist jedoch bei einer Behandlung im Ausland zuvor die Genehmigung des Heil- und Kostenplans erforderlich. Das entschied bereits 2009 das Bundessozialgericht (Az. B 1 KR 19/08 R).

Zahnauktionen

Auf verschiedenen Internetseiten können Patienten den Heil- und Kostenplan ihres Zahnarztes hochladen und erhalten von den dort registrierten Zahnärzten per Auktion Gegenangebote – oft deutlich preiswerter. Aus Sicht der Standesorganisationen ist das unseriös, weil der bietende Zahnarzt den Patienten gar nicht persönlich gesehen hat und weil diese Portale „Dumpingpreise und eine Schnäppchenjäger-Mentalität" förderten, was bei medizinischen Eingriffen heikel sei. Der Bundesgerichtshof sagt jedoch, dass medizinische Auktionen mit geltenden Normen des Wettbewerbs- und Berufsrechts vereinbar sind. Die Stiftung Warentest hatte schon 2006 solche Seiten überprüft und die Vorteile des entstehenden Wettbewerbs gelobt. Allerdings sei es je nach Anbieter recht kompliziert, die Daten des Heil- und Kostenplans korrekt einzugeben. Mit dem Preisvergleich im Internet gehen Patienten keine Verpflichtung ein.

Tipp

Nicht allein das billigste Angebot zählt. Auch Faktoren wie Wohnortnähe, Eindruck der Praxis und Vertrauen zum Zahnarzt sind wichtig. Auf jeden Fall können Sie nach einem Auktionspreisvergleich auch mit dem eigenen Zahnarzt verhandeln.

Preisabweichung

Entscheidet sich ein Patient für ein günstiges Angebot, muss dieser neue Zahnarzt sich zunächst ein eigenes Bild machen und einen eigenen Heil- und Kostenplan erstellen. Abweichungen vom Auktionsangebot sind also möglich. Wenn der neue Heil- und Kostenplan teurer ausfällt als das erste Angebot, sollte man laut Stiftung Warentest eine Begründung verlangen.

Zahnzusatzversicherungen

Bei einer Zahnersatzplanung fragen Zahnärzte häufig, ob der Patient eine Zahnzusatzversicherung abgeschlossen hat. Diese Zusatzversicherung ist ein Boombereich der Privaten Krankenversicherung (PKV). Ende 2014 hatten hierzulande rund 14,4 Millionen Menschen eine Zahnzusatzversicherung abgeschlossen. Damit hat sich die Zahl seit 2005 (rund 7,8 Millionen) annähernd verdoppelt. Zahnzusatzversicherungen machten 2014 den größten Anteil der insgesamt gut 24 Millionen Zusatzversicherungen in der PKV aus.

Doch lohnt sich ein Vertragsabschluss? Teilweise ja, sagt die Stiftung Warentest, die insgesamt 189 Zahnzusatzversicherungen unter die Lupe genommen hat (Finanztest 8/2014). 55 Policen bekamen die Note sehr gut. Beispiel: Jemand erhält für 3.000 Euro ein Implantat mit Zahnersatz und dafür einen Festzuschuss von rund 390 Euro. Aus einer sehr guten Zahnzusatzversicherung könne er dann weitere 2.300 Euro erhalten. Gute Zahnzusatzversicherungen decken laut Stiftung Warentest zusammen mit dem Anteil der Krankenkasse auch bei teurem Zahnersatz 80 bis 95 Prozent der Kosten.

Doch aufgepasst: In vielen Verträgen sind die Leistungen begrenzt, einzelne Tarife schließen besonders teure Versorgungen wie Inlays oder Implantate aus. Und die Kosten muss man gut kalkulieren. Sie variieren je nach Vertragsinhalt und Alter des Versicherten: Für einen 43 Jahre alten Modellkunden können es laut Stiftung Warentest zwischen 13 und 47 Euro im Monat sein, pro Jahr also zwischen gut 150 und 560 Euro. Im Alter steigen die Beiträge. Wer über 70 Jahre alt ist, zahlt teils auch mehr als 60 Euro monatlich. Je nachdem, wie gut die eigenen Zähne in Schuss sind, könnte man eine solche Summe auch selbst zurücklegen. Die Entscheidung für oder gegen eine Zahnzusatzversicherung hängt somit vom Zustand der eigenen Zähne, vom eigenen Geldbeutel und von der Wahl der Versorgung ab.

Checkliste für Zahnzusatzversicherungen

- ☐ **Umfang unter die Lupe nehmen:** Prüfen Sie vor einem Vertragsabschluss, welche Leistungen ein- und welche ausgeschlossen sind, was ganz oder nur anteilig erstattet wird.
- ☐ **Zahnspange einplanen:** Um eine kieferorthopädische Behandlung bei Kindern und Jugendlichen abzudecken, müssen die Kinder möglichst früh versichert werden.
- ☐ **Wartezeit beachten:** Wenn eine Behandlung bereits geplant ist, wird sie von einer neu abgeschlossenen Zusatzversicherung nicht abgedeckt. Zudem gibt es in den ersten Monaten oder Jahren häufig Wartezeiten oder Erstattungsgrenzen.
- ☐ **Bestehenden Vertrag überprüfen:** Wer schon eine Zahnzusatzversicherung hat, kann mit einem Wechsel in ein besseres Angebot teilweise besser fahren. Verträge können mit einer Frist von drei Monaten zum Ende des Versicherungsjahres gekündigt werden. Bei Beitragserhöhungen besteht ein außerordentliches Kündigungsrecht. Wechseln sollte man nur, wenn gerade keine Behandlung ansteht. Denn für neue Verträge und für neue Vertragsbestandteile gelten wieder Wartezeiten und das aktuelle Eintrittsalter, auch beim eigenen Versicherer.
- ☐ **Härtefallreglung nutzen:** Wer monatlich nicht mehr als 1.000 Euro netto zur Verfügung hat, sollte keine Zusatzversicherung abschließen, sondern nach einem Antrag bei der Krankenkasse die Härtefallregelung in Anspruch nehmen. Dann zahlt die Kasse bei Zahnersatz Geringverdienenden den doppelten Festzuschuss und damit die Gesamtkosten der Regelversorgung.

Verbraucherfalle Zahnkredit

Ratenkredite für Zahnersatz sind seit 2005, als die Festzuschüsse eingeführt wurden, vermehrt im Angebot. Flyer dazu finden sich in vielen Zahnarztpraxen. Doch eine solche Finanzierung sollte, wie bei anderen Krediten auch, gut überlegt sein. Wer nicht genug Geld für hochwertigen Zahnersatz hat, kann auch einen Kredit vermutlich nicht so einfach zurückzahlen. Dann wäre die Kassenleistung eine bessere Wahl.

Wer über einen Kredit nachdenkt, sollte prüfen

- wie lange die Laufzeit ist,
- wie hoch die Zinsen sind
- und ob ein regelmäßiges Einkommen Voraussetzung ist.

Vergleichen Sie verschiedene Anbieter. Abzuraten ist von Verträgen, bei denen die Zinsen deutlich höher sind als der Durchschnitt oder höher als das, was für einen Dispokredit anfällt.

Und Vorsicht: Mitunter klingen die Angebote nicht nach Kredit, sondern werden zum Beispiel „Teilzahlung" genannt.

Tipp: In der Regel können Sie einen Kredit bis zu 14 Tage nach Abschluss des Vertrags durch einen Widerruf rückgängig machen. Der Widerruf muss schriftlich erklärt werden (am besten per Einschreiben). Eine Begründung ist nicht notwendig.

Gut zu wissen

Zahnärzte dürfen zwar ganz allgemein auf Möglichkeiten der Zahnersatzfinanzierung, etwa durch einen Kredit hinweisen. Sie dürfen laut Berufsordnung aber nicht als Kreditvermittler auftreten und bestimmte Finanzierungsmodelle empfehlen. Eine Werbung in der Praxis für bestimmte Kreditvermittler, etwa durch Flyer oder Formulare, ist untersagt.

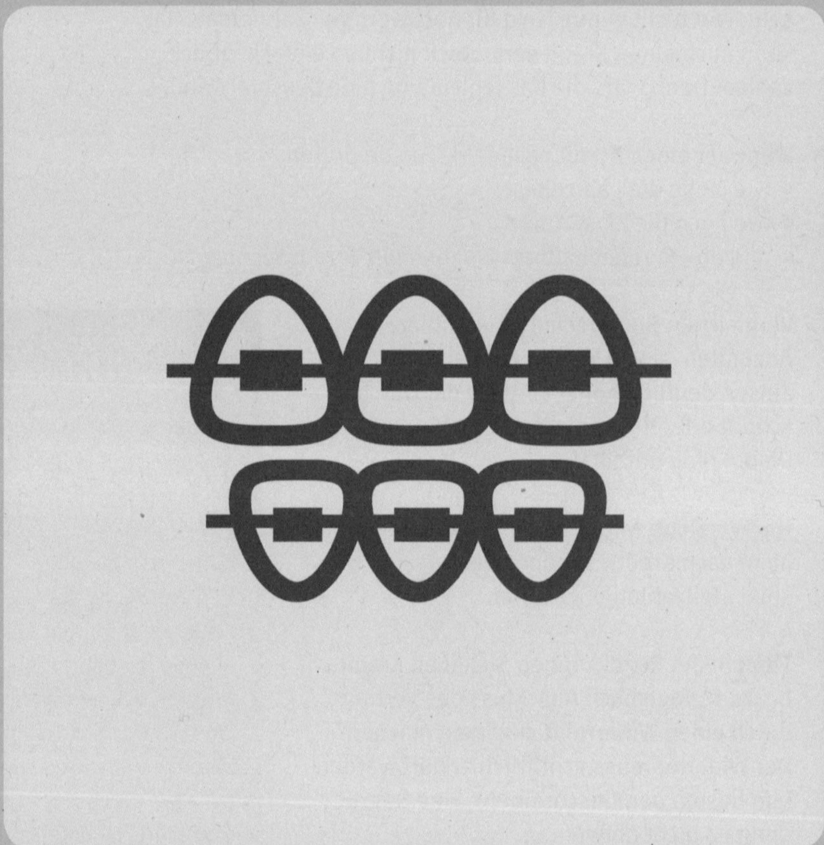

Zähne begradigen

Vermutlich die Hälfte aller Kinder und Jugendlichen in Deutschland trägt eine Zahnspange. Auch immer mehr Erwachsene lassen ihre Zähne begradigen. Für die Prozedur nehmen viele Patienten und Eltern private Zusatzkosten in Kauf und eine Belastung über mehrere Jahre. Doch es gibt finanzielle, rechtliche und medizinische Fragezeichen.

Kieferorthopädie: Was ist Kassenleistung?

Wie viele werden behandelt? Die letzte verlässliche Zahl zur Behandlungsquote stammt von 2006: 46 Prozent der gesetzlich krankenversicherten Kinder und Jugendlichen wurden kieferorthopädisch behandelt. Rechnet man die privatversicherten Kinder und Jugendlichen hinzu und den Umstand, dass seit 2006 Jahren die Zahl der abgerechneten Zahnspangen-Behandlungsfälle kontinuierlich steigt, liegt die Behandlungsquote in Deutschland sicher deutlich über 50 Prozent. Das ist im internationalen Vergleich eine recht hohe Quote. Genaue Zahlen gibt es jedoch in vielen Ländern nicht, auch nicht in Deutschland. Im Jahr 2014 rechneten die Zahnärzte insgesamt 7,7 Millionen kieferorthopädische Behandlungsfälle ab. Das sind jedoch keine 7,7 Millionen Patienten, sondern Quartalsabrechnungen. Die Zahl der Behandlungsfälle müsste also durch vier geteilt werden, um die Zahl der Patienten zu schätzen, die eine Zahnbegradigung auf Kassenkosten erhalten. Die Kassenzahnärztliche Bundesvereinigung geht deshalb von rund 1,9 Millionen gesetzlich Versicherten aus, die sich in laufender Behandlung befinden. Neu geplant wurden 2014 rund 418.200 kieferorthopädische Behandlungen.

Auch bei Erwachsenen steigt nach Einschätzung des Berufsverbandes der Deutschen Kieferorthopäden (BDK) die Nachfrage. Genaue Zahlen dazu gibt es jedoch nicht.

Teure Spangen

Die Kieferorthopädie stellte 2014 mit gut einer Milliarde Euro den drittgrößten Anteil an den gesetzlichen Ausgaben für die zahnärztliche Versorgung. Viele Eltern und fast alle Erwachsene, die sich behandeln lassen, geben zudem privat Geld dafür aus. Wie viel ist unklar, denn Privatleistungen werden in der Zahnmedizin nicht erfasst. Anhaltspunkte liefern Befragungen unter Versicherten einzelner Krankenkassen. Bei der Handelskrankenkasse (HKK) ergab dies für 2012, dass 6,7 bis 35,6 Prozent der Eltern zusätzliche Leistungen in Anspruch nahmen und bezahlten. 15 Prozent gaben dafür 1.000 bis 2.000 Euro aus. Eine Versichertenbefragung der DAK zeigte 2015, dass 45 Prozent der Eltern mit Zusatzkosten von mehr als 1.000 Euro rechnen. Laut einer Studie der Barmer

Nicht jeder bekommt einen detaillierten Kostenvoranschlag

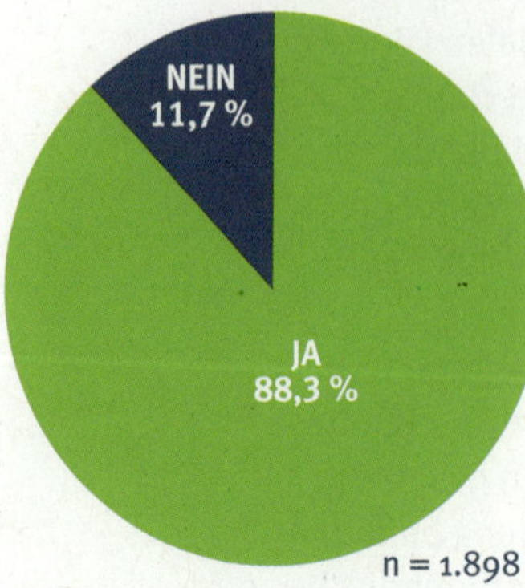

Fehlende Transparenz

"Haben Sie über die Mehrkosten einen detaillierten Kostenvoranschlag erhalten?"

- In der Gebührenordnung der Zahnärzte ist eine schriftliche Aufklärung über die zu erwartenden Kosten vorgesehen.
- Immerhin jeder Achte bekommt keine schriftliche Aufklärung.

Obwohl in der Gebührenordnung eine schriftliche Aufklärung vorgesehen ist, gab in einer großen DAK-Versichertenbefragung jeder Achte an, diese nicht erhalten zu haben. Quelle: DAK-Gesundheit.

GEK von 2016 bezahlen rund 85 Prozent der Eltern durchschnittlich 1.200 Euro für Zusatzleistungen.

Jeder vierten Familie wird keine kostenfreie Behandlung angeboten

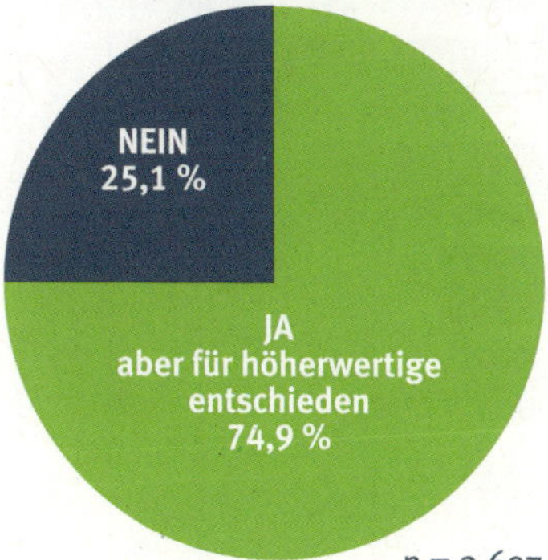

n = 2.697

Kein kostenfreies Angebot

"Wurde Ihnen eine zusatzfreie Behandlung angeboten?"

- Jede vierte Familie bekommt kein Angebot über die ihr zustehende kostenfreie Behandlung

Obwohl Zahnärzte über die Alternativen aufklären müssen, wussten laut DAK ein Viertel der Befragten nichts von der Kassenleistung. Quelle: DAK-Gesundheit.

45 Prozent rechnen mit Mehrkosten über 1.000 Euro

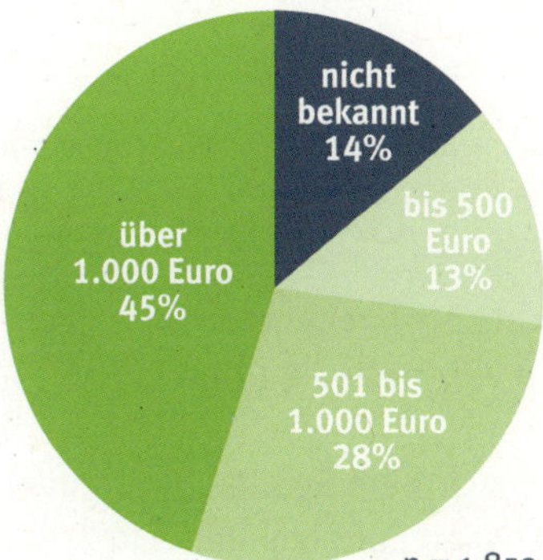

n = 1.852

Teure Spangen

"Wie hoch werden die geplanten Mehrkosten insgesamt sein?"

- Die größte Gruppe der Befragten (45 Prozent) muss über die Dauer der Behandlung mehr als 1.000 Euro an den Behandler zahlen

Fast alle der Befragten rechnen mit privaten Zusatzkosten. Rund 8.900 Fragebögen hatte die DAK 2015 an Familien mit Kindern in kieferorthopädischer Behandlung geschickt. Rund 3.500 Antworten wurden ausgewertet. Quelle: DAK-Gesundheit.

Welche Befürchtungen hatten Sie/hattest du vor der kieferorthopädischen Behandlung?
(Mehrfachnennungen möglich, Angaben in Prozent.)

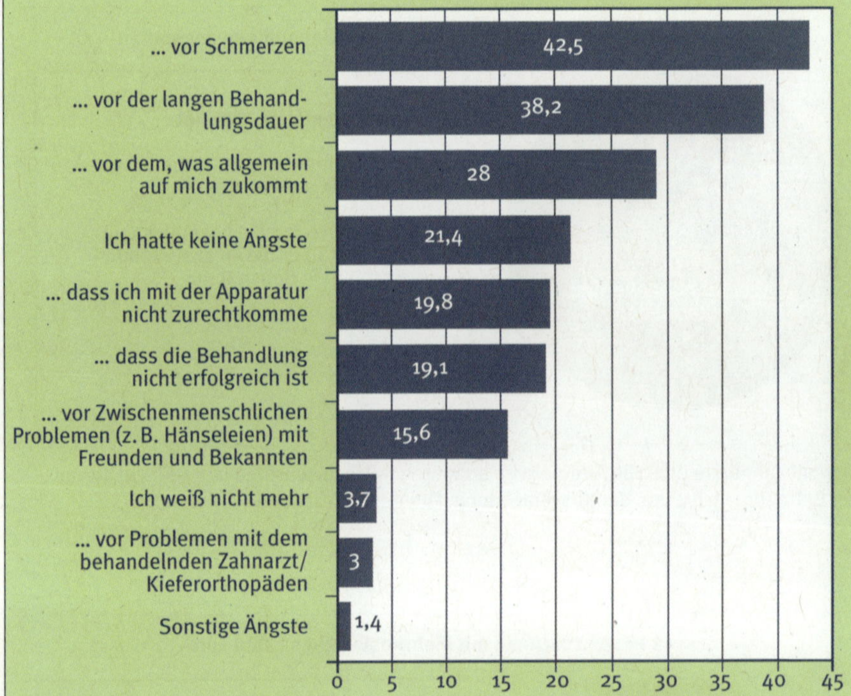

Kein sorgloser Behandlungsstart: Viele Kinder und Jugendliche haben Angst vor Schmerzen durch die Zahnspange. Quelle: HKK-Versorgungsforschung 2012.

Laut DAK-Versichertenbefragung 2015 rechneten 45 Prozent der Familien mit Zusatzkosten von mehr als 1.000 Euro.

Erwachsene, die eine weniger sichtbare Spange bevorzugen, müssen teils mit mehreren tausend Euro rechnen. Ein Beispiel sind unsichtbare Zahnspangen, die ohne Metall auskommen. Bei dem Verfahren werden die Zähne nach und nach mit transparenten Kunststoffschienen begradigt („Invisalign"). Gesetzlich Versicherte müssen das komplett

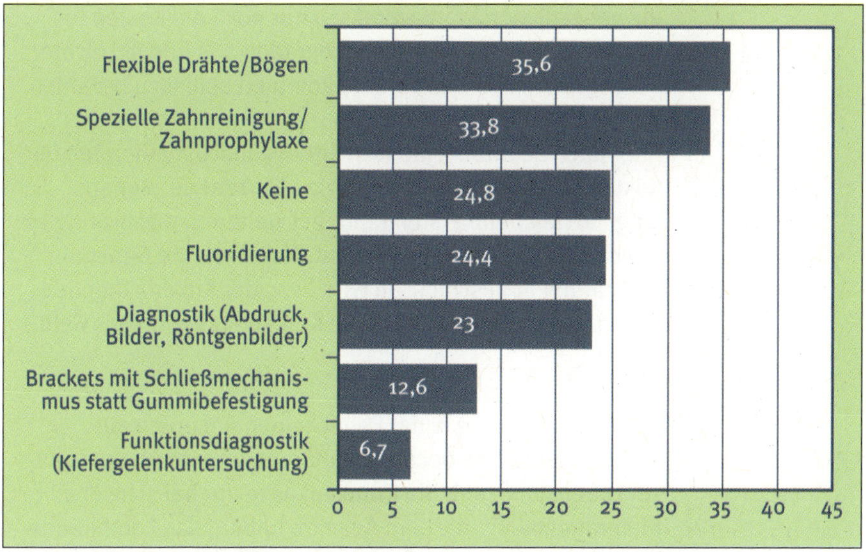

Die Grafik zeigt die laut HKK-Studie am häufigsten angebotenen Privatleistungen. 24,8 Prozent der Eltern wurde keine dieser Leistungen angeboten, der großen Mehrheit jedoch wohl (rund drei Viertel). Quelle: HKK-Versorgungsforschung 2012.

selbst bezahlen. Wer eine private Zusatzversicherung hat, sollte vor Behandlungsbeginn klären, welche Kosten je nach Vertrag oder Tarif übernommen werden.

Was zahlt die Kasse?

Eine kieferorthopädische Behandlung wird bis zum 18. Lebensjahr von den gesetzlichen Krankenkassen übernommen, wenn Beißen, Kauen, Sprechen oder Atmen durch die Zahnstellung erheblich beeinträchtigt sind oder beeinträchtigt zu werden drohen.

So lautet die offizielle Definition in der Richtlinie. Seit 2002 sind die Zahnstellungen in fünf „Kieferorthopädische Indikationsgruppen“ (KIG) eingeteilt. Seitdem übernehmen die gesetzlichen Krankenkassen nur noch die Kosten für Behandlungen bei den Schweregraden 3, 4 und 5. Leichtere Diagnosen in KIG 1 und 2 sind komplett selbst zu bezahlen.

Aber auch ab Stufe 3 müssen Eltern zunächst einen Teil der Kosten selbst zahlen – nämlich 20 Prozent der Behandlungskosten beim ersten Kind, bei weiteren, gleichzeitig behandelten Kindern zehn Prozent. Nur wenn die Behandlung vollständig abgeschlossen wird (was der Kieferorthopäde bestätigen muss), erstattet die Krankenkasse dieses Geld zurück.

Erwachsene haben in der Regel keinen Anspruch auf Kostenübernahme bei einer Zahnregulierung. Ab dem 18. Lebensjahr zahlt die Krankenkasse nur bei schweren Kieferanomalien, die „ein Ausmaß haben, das kombinierte kieferchirurgische und kieferorthopädische Behandlungsmaßnahmen erfordert“, wie es in der Richtlinie für die kieferorthopädische Behandlung heißt. Auch hier gilt der Eigenanteil von 20 Prozent, der später erstattet wird. Arbeitet ein

Gut zu wissen

Seit 1972 gelten Anomalien als Krankheit. Ein Urteil des Bundessozialgerichts vom 20. Oktober 1972 legte den Grundstein dafür, dass Kiefer- oder Zahnstellungs-Anomalien als Krankheit gelten und Bestandteil der gesetzlichen Versorgung sind. Maßgeblich erschien den Richtern damals die mögliche zukünftige Schädigung des Gebisses. „Das Leiden braucht dem Betroffenen auch (noch) keine besonderen Schmerzen oder Beschwerden zu bereiten, es genügt vielmehr, daß es sich unbehandelt wahrscheinlich verschlimmern wird.“ Ausdrücklich angenommen wurde, dass mit einer kieferorthopädischen Behandlung „der Gefahr von Verschlimmerungen begegnet werden“ und „Folgeerkrankungen“ wie Parodontitis oder „Störungen im Magen- und Darmtrakt“ verhindert werden könnten. Ob schiefe Zähne jedoch tatsächlich das Risiko für Karies, Parodontitis oder gar Magenprobleme erhöhen, wird heute wissenschaftlich angezweifelt.

Patient nur mangelhaft mit, kann die Kasse die Zahlungen einstellen und die Behandlung abbrechen.

Nach der eigentlichen Zahnspangen-Behandlung schließt sich eine Nachbehandlung an, die das Ergebnis stabilisiert. Das nennt man „Retention". Die Kosten tragen die gesetzlichen Krankenkassen für bis zu zwei Jahre, gerechnet ab dem Ende des Kalenderquartals, für das die letzte Abschlagszahlung geleistet worden ist.

Ab wann sollte behandelt werden?

Kieferorthopädische Behandlungen sollen laut Richtlinie „nicht vor Beginn der zweiten Phase des Zahnwechsels (spätes Wechselgebiss) begonnen werden". Das heißt: Nicht vor dem 10. bis 13. Lebensjahr. In dieser Phase werden die Milcheckzähne und Milchmolaren (Backenzähne) durch ihre Nachfolger ersetzt. Die erste Phase des Zahnwechsels beginnt dagegen bereits im sechsten Lebensjahr mit dem Durchbruch der hinteren Seitenzähne („Sechsjahrmolaren").

Die Richtlinie ist für Zahnärzte verbindlich. Ausnahmen sind möglich, etwa bei Fällen mit besonderem „Behandlungsbedarfsgrad" wie einem Kreuzbiss, einer Lippen-Kiefer-Gaumenspalte oder wenn es nötig ist, bei vorzeitigem Milchzahnverlust Lücken offen zu halten.

Anlass für die Behandlung sind in der Regel nicht Beschwerden bei Kindern und Jugendlichen, sondern eine Überweisung vom Hauszahnarzt. Das haben mehrere Untersuchungen wie die der DAK und HKK gezeigt.

Für Erwachsene gilt: Eine Zahnregulierung ist heute ohne Alterseinschränkung machbar. Weil aber das Kieferwachstum abgeschlossen und die Gewebereaktion altersbedingt eingeschränkt ist, dauert die Behandlung in der Regel etwas länger als bei Kindern. Probleme können auftreten, wenn bestehende Zähne geschädigt sind, das Zahnfleisch oder der Zahnhalteapparat entzündet ist oder wenn Zahnersatz vorliegt. Eine Parodontitis sollte zuvor behandelt werden.

Wie lange sollte behandelt werden?

In Deutschland werden die Behandlungsverträge im Rahmen der gesetzlichen wie auch der privaten Krankenversicherung in der Regel über vier Jahre abgeschlossen. Die aktive Behandlung dauert häufig drei Jahre oder mehr. Dass die Behandlungszeiten in Deutschland im internationalen Vergleich lang sind, zeigte 2016 eine Übersichtsarbeit, in der Londoner Forscher Studien zur aktiven Behandlungsdauer auswerteten. Ergebnis: Im Durchschnitt sei eine Behandlungsdauer von weniger als zwei Jahren ausreichend. Allerdings wird in Deutschland die sogenannte Retentionsphase mit eingerechnet, in der das Behandlungsergebnis stabilisiert wird.

Tipp

Bei einer KIG-Einstufung mit Behandlungsbedarfsgrad E3 und E4 (sogenannte Kontaktpunktabweichung) ist ein festsitzender Retainer für die Frontzähne im Unterkiefer eine Kassenleistung.

Stabilisierung mit Retainer

Weil Zähne nach einer kieferorthopädischen Behandlung wieder in die frühere Stellung zurückwandern können, schließt sich an die aktive Behandlung eine Stabilisierungsphase an. Es gibt verschiedene Systeme festsitzender und herausnehmbarer Retainer. Sofern die aktive Behandlung eine Kassenleistung war, ist auch die sogenannte Retention eine Kassenleistung, allerdings nur für zwei Jahre. Die gesetzlichen Krankenkassen tragen die Kosten für einen herausnehmbaren Retainer, im Unterkiefer unter bestimmten Voraussetzungen auch für einen festen Retainer.

Eine längere Stabilisierungsphase müssen gesetzlich Versicherte selbst bezahlen. Auch mögliche Neuanfertigungen von Retentionsgeräten gehören nach dem Abschluss der regulären Behandlung nicht zum Leistungskatalog der gesetzlichen Krankenkassen. Diese Maßnahmen, teils als „Langzeitretention“ beworben, stellen Zahnärzte als Privatleistung in Rechnung. Laut Kassenzahnärztlicher Bundesvereinigung bleibt die Rückfallneigung manchmal lebenslang bestehen, sodass dauerhaft Stabilisierungsapparaturen erforderlich seien.

Wissenschaftler der Cochrane Collaboration, einem unabhängigen Forscher-Netzwerk, veröffentlichten 2016 eine Zusammenfassung von 15 Studien zu der Frage der Stabilisierung. Wegen der meist niedrigen Qualität der Studien konnten die Autoren jedoch keine Aussage treffen, welche Methode erfolgversprechender sei.

Welcher Zahnarzt?

Jeder Zahnarzt kann kieferorthopädisch tätig werden. Die Bezeichnung „Kieferorthopäde“ jedoch ist nur Fachzahnärzten mit einer dreijährigen Weiterbildung vorbehalten. Davon gibt es etwa 3.000 in Deutschland. Bei der Auswahl sollten Sie auf folgende Punkte achten:

- Eine angenehme Praxis-Atmosphäre, die eine gute Zusammenarbeit zwischen Patient und Zahnarzt ermöglicht.
- Ein neutrales Erstberatungsgespräch ohne direkte Therapieplanung.
- Der Zahnarzt darf privat zu zahlende Zusatzleistungen nicht aufdrängen und Eltern nicht moralisch im Beisein der Kinder unter Druck setzen.

Tipp

Auf der Internetseite zur Patienteninformation der Kassenzahnärztlichen Bundesvereinigung lassen sich Zahnärzte nach Wohnort und Fachrichtung suchen: http://www.kzbv.de/patienten.24.de.html

- Der Zahnarzt darf die Kassenleistung nicht schlecht reden oder gar verweigern.
- Der Zahnarzt darf die Behandlung nicht von privaten Zuzahlungen abhängig machen.
- Wegen der vielen Termine kann Wohnortnähe vorteilhaft sein.

Der Zahnarzt sollte umfassend aufklären, und zwar über
- Therapiealternativen,
- Risiken,
- den zu erwartenden Verlauf der Gebissentwicklung,
- die Prognose der Zahnstellung ohne Behandlung.

Checkliste für eine kieferorthopädische Beratung

Welche Fragen sind wichtig?

Folgende Punkte sollten Eltern oder Patienten vor einer Behandlung klären:

- ☐ Was passiert wenn man nichts tut? Lässt sich wirklich sicher eine Prognose abgeben, wie sich der aktuelle Zustand weiterentwickelt?
- ☐ Wie lange dauert die Behandlung?
- ☐ Was wird sie kosten?
- ☐ Welche Risiken gibt es? *(siehe Seite 133 „Welche Schäden sind möglich?“)*
- ☐ Wie sicher lässt sich ein Therapieerfolg voraussagen?
- ☐ Welche Alternativen gibt es? Antwort: Mindestens zwei – nämlich Behandeln und Nichtbehandeln.

Wie medizinisch sinnvoll sind Zahnspangen?

Häufig argumentieren Kieferorthopäden mit einem gesundheitlichen Nutzen. Akkurat stehende Zähne sollen weniger anfällig für Karies oder Parodontitis sein. Tatsächlich aber zeigt die internationale Forschung, dass eine kieferorthopädische Behandlung nur bei wenigen Befunden gesundheitliche Vorteile bringt. Genannt wird hier zum Teil ein seitlicher Kreuzbiss oder ein extremer Schneidezahnüberbiss. Der hauptsächliche Nutzen der meisten kieferorthopädischen Behandlungen ist dagegen rein optischer Natur. Denn die internationale Forschung sieht keine oder nur eine schwache Wechselbeziehung zwischen kieferorthopädischen Behandlungen und der Gesundheit. Drei Beispiele:

- Es gibt keine hochwertigen Studien, die eine mögliche Verbindung zwischen Zahnstellungen und Karies klären.
- Es gibt keine verlässlichen Belege, dass kieferorthopädische Therapien einen Nutzen haben für die parodontale Gesundheit.
- Ebenso gibt es bislang keine eindeutigen Belege dafür, dass Zahnstellungskorrekturen Kiefergelenksschmerzen vorbeugen (CMD oder TMD).

Verbraucherfalle

Zahnspangen sind kein Muss: Im Kodex der europäischen Kieferorthopäden-Vereinigung Efosa heißt es in den Grundsätzen der ethischen Praxis unter Punkt 9, dass Zahnärzte mit den Patienten den Nutzen und die Risiken diskutieren müssen, und zwar für alle Varianten, einschließlich der Option, nicht zu behandeln.
Fragen Sie also genau nach, ob Sie wirklich gesundheitliche Nachteile zu befürchten haben, wenn Sie keine Zahnspange tragen. Gerade für diesen Punkt gibt es nämlich kaum wissenschaftliche Belege. Wer sich für die Behandlung entscheidet, sollte wissen, dass bei vorliegender Kasseneinstufung Zähne auch ohne private Zusatzleistungen erfolgreich begradigt werden können.

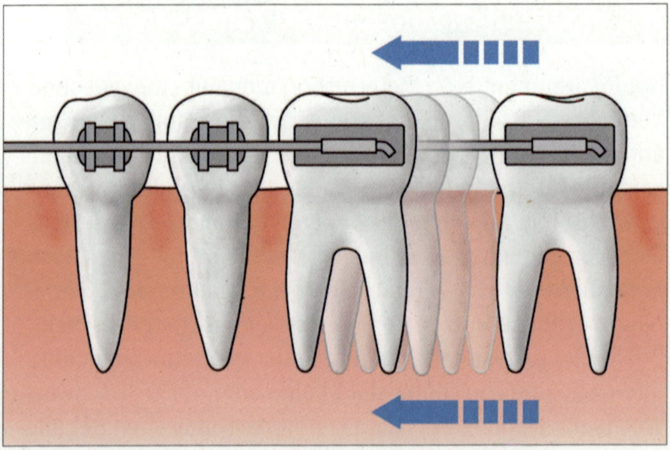

Brackets: Festsitzende Zahnspangen funktionieren mit Brackets, kleinen Metall-, Keramik- oder Kunststoffplättchen, die mit Kunststoffkleber auf die Zähne geklebt werden. Zusätzlich werden Metallringe aus Stahl, sogenannte Bänder, mit Zement auf den Zähnen fixiert. An den Brackets und Bändern werden Drahtbögen befestigt, die den nötigen Zug auslösen, um die Zähne zu bewegen.

Verbraucherfalle

Kostenpflichtige Zusatzleistungen sind bei Kieferorthopäden weit verbreitet. Dabei haben gesetzlich Versicherte bei entsprechender KIG-Einstufung einen Rechtsanspruch auf eine zuzahlungsfreie Behandlung. Macht ein Zahnarzt die Aufnahme einer Behandlung von privaten Zusatzleistungen abhängig, verstößt er gegen seine vertragszahnärztlichen Pflichten. Die zuständige Kassenzahnärztliche Vereinigung (KZV) kann bei solchen Verstößen Disziplinarmaßnahmen gegen den Zahnarzt verhängen, bis hin zum Entzug der Kassenzulassung. Betroffene Patienten sollten deshalb die jeweilige KZV informieren. Zudem können Eltern oder Patienten Ihre Beschwerde auf der Internetplattform der Verbraucherzentrale eingeben: www.kostenfalle-zahn.de.

Welche Schäden sind möglich?

Karies: Zahnspangen können das Risiko für weißliche „Schmelzentkalkungen“ und Karies erhöhen, weil die Zähne wegen der Brackets (siehe Illustration links) schwerer zu reinigen sind. Sammelt sich an diesen Befestigungen Zahnbelag an, kann das die Zahnoberfläche entmineralisieren. Solche Schmelzschäden können zu Karies führen. Untersuchungen haben gezeigt, dass etwa drei von zehn Kindern mit Brackets Entkalkungen bekommen.

Mittlerweile gibt es Bracketsysteme, die Fluorid freisetzen und damit die Remineralisation des Zahnschmelzes fördern. Entscheidend ist jedoch eine penible Mundhygiene.

Zahnfleischentzündungen: Durch die Beläge kann sich das Zahnfleisch entzünden (fachlich Gingivitis genannt)

Rückbewegung: Korrigierte Zähne können sich in die ursprüngliche Position zurückbewegen. Einige Untersuchungen haben gezeigt, dass dadurch in über 50 Prozent der behandelten Kieferorthopädie-Fälle keine guten Langzeit-Ergebnisse erreicht wurden.

Wurzelresorption: Möglich ist auch ein Abbau der Zahnwurzeln durch die Bewegung von Zähnen und Zahnfleisch (Wurzelresorption genannt). Schwere Fälle sind jedoch sehr selten.

Schäden am Kieferknochen: Als Langzeitfolge kieferorthopädischer Behandlungen kann sehr selten ein Rückgang von Kieferknochen und Zahnfleisch auf der Außenseite der Kiefer auftreten, wodurch freiliegende Zahnhälse entstehen.

Was wird angeboten?

Eine Versichertenbefragung der DAK zum Thema Kieferorthopädie (siehe Seite 123) ergab 2015, dass einem Viertel der Familien mit behandelten Kindern keine zuzahlungsfreie Behandlung angeboten wurde. Den restlichen 75 Prozent wurde es zwar angeboten, sie entschieden sich aber trotzdem für private Zusatzleistungen. Dabei führt eine Behandlung ausschließlich auf Kosten der Krankenkasse „ebenfalls zum Erfolg", so die DAK. Auch Patientenberater, Verbraucherzentralen und die Stiftung Warentest haben das Verkaufsgebaren bereits mehrfach kritisiert.

Auf der Internetseite einer Betriebskrankenkasse heißt es: „Durch irreführende Aussagen in Broschüren, Merkblättern und zweifelhafte mündliche Auskünfte versuchen Kieferorthopäden darzulegen, dass eine qualifizierte Behandlung nicht mehr zu Lasten Ihrer Krankenkasse möglich ist."

Häufige Selbstzahlerleistungen sind

- zahnfarbene oder selbstligierende Brackets.
- superelastische Bögen oder Drähte aus Speziallegierungen.
- festsitzende Retainer zur Stabilisierung des Behandlungsergebnisses.
- Funktionsanalyse.
- Bracketumfeldversiegelung (auch Glattflächenversiegelung genannt).
- Professionelle Zahnreinigungen (PZR) und Fluoridierungen im Behandlungszeitraum.
- Lingualtechnik, also festsitzende Zahnspangen auf der Zahninnenseite.

Für vieles davon gibt es jedoch keine wissenschaftlichen Belege, dass es die Zahnspangen-Prozedur angenehmer macht, die Behandlung verkürzt oder die Ergebnisse verbessert.

Beispiele:

- Selbstligierende Brackets: Eine Übersichtsarbeit, die mehrere Studien auswertete, kam 2012 zu dem Ergebnis, dass bei Schmerzangaben der Patienten und bei der Behandlungsdauer keine signifikanten Unterschiede zwischen konventionellen und selbstligierenden Brackets festzustellen sind. Der Schließmechanismus dieser Brackets erleichtert vor allem dem Zahnarzt die Arbeit.
- Selbstligierende Brackets bieten weiterhin keinen Unterschied beim Risiko für Wurzelresorptionen und Schäden am Kieferknochen.
- Besondere Bögen: Eine 2015 publizierte Studie verglich verschiedene Bögen für festsitzende Zahnspangen (thermoelastische, superelastische und konventionelle Nickel-Titan-Bögen). Ergebnis: Es konnte kein Unterschied beim Schmerzempfinden festgestellt werden.
- Fernröntgenseitbild-Aufnahme: Mehrere Studien kommen zu dem Ergebnis, dass sie in der Regel keinen Einfluss auf die Therapieplanung hat. Deshalb sind mehr als drei Aufnahmen (das ist der Kassenrahmen) nicht sinnvoll.

Für eine Zahnreinigung ist dagegen ein Nutzen anzunehmen, ebenso für Fluoridlacke und fluoridhaltige Mundspüllösungen, die in der Leitlinie „Fluoridierungsmaßnahmen zur Kariesprophylaxe" besonders Kindern und Jugendlichen mit erhöhtem Kariesrisiko, speziell bei kieferorthopädischer Behandlung mit Brackets, ab dem Schulalter empfohlen werden.

Rüge für verkaufseifrige Kieferorthopäden

2015 stellten vier entscheidende Institutionen öffentlich klar, dass gesetzlich Versicherte beim Kieferorthopäden einen Anspruch auf eine zuzahlungsfreie Behandlung haben. Die Kassenzahnärztliche Bundesvereinigung (KZBV), der Berufsverband der Deutschen Kieferorthopäden (BDK), die

Deutsche Gesellschaft für Kieferorthopädie (DGKFO) sowie die Deutsche Gesellschaft für Zahn-, Mund- und Kieferkrankheiten (DGZMK) betonten explizit, „dass eine Kassenbehandlung nicht verweigert oder von privaten Zuzahlungen abhängig gemacht werden“ dürfe: Ein „solches Verhalten verstößt klar gegen vertragszahnärztliche Pflichten“. Gleichzeitig veröffentlichten sie ein Informationsblatt, um Patienten „leicht verständlich über die wechselseitigen Rechte und Pflichten von Behandler und Patient sowie über die gesetzlichen Vorschriften für eine rechtskonforme Behandlung“ aufzuklären. Zusätzlich gibt es seitdem ein Musterformular (siehe Seite 137), das „als Vertragsgrundlage für zusätzliche oder alternative Leistungen dienen“ kann. Auf dem Formular werden alle zusätzlichen Behandlungsmaßnahmen und damit verbundene Kosten aufgeführt sowie der sich daraus ergebende Eigenanteil des Patienten. Beides kann auf den Websites von KZBV und BDK heruntergeladen werden.

Welchen Nutzen hat das Musterformular?

Mit der "Vereinbarung über privatzahnärztliche Leistungen bei der kieferorthopädischen Behandlung" möchten die Fachgesellschaften sicherstellen, dass der Zahnarzt die Patienten bzw. Eltern zunächst über die Kassenleistung informiert und nicht die privaten Zusatzleistungen als zwingend nötig darstellt. Privatleistungen sollen zudem genau aufgelistet und mit den voraussichtlichen Kosten konkret dargestellt werden. Der Versicherte unterschreibt, dass er einen Anspruch auf eine Behandlung ohne Zuzahlung hat, die aufgeführten Maßnahmen aber dennoch ausdrücklich wünscht: *„Ich bin darüber informiert worden, dass die tatsächlichen Kosten von den oben aufgeführten Schätzbeträgen abweichen können. Ich wünsche die oben dargestellten Leistungen und verpflichte mich, die anfallenden Kosten selbst zu tragen.“*

Vereinbarung über privatzahnärztliche Leistungen bei der kieferorthopädischen Behandlung

Zwischen

____

Zahlungspflichtige/-r

und

____

Zahnärztin / Zahnarzt

für

____

Patient (falls abweichend vom Zahlungspflichtigen)

werden für die vorgesehene kieferorthopädische Behandlung folgende privatzahnärztlichen Leistungen vereinbart, die nicht von der gesetzlichen Krankenkasse getragen werden:

Beschreibung der Leistung	**Voraussichtliche Kosten für die zahnärztlichen Leistungen**	**Voraussichtliche Kosten für Material und Labor**
Voraussichtlicher Gesamtbetrag in €		

Erklärung des Versicherten:
ich bin von meinem Zahnarzt/Kieferorthopäden über meinen rechtlichen Anspruch informiert worden, eine kieferorthopädische Behandlung (für mein Kind) zu erhalten, bei der ich keine Zuzahlung leisten muss. Ich bin auch darüber informiert worden, dass Fehlstellungen der Zähne mit unterschiedlichen Maßnahmen beseitigt werden können, die teilweise nicht von den gesetzlichen Krankenkassen getragen werden. Im Wissen um meinen grundsätzlichen Anspruch auf eine zuzahlungsfreie kieferorthopädische Behandlung wünsche ich für die anstehende Behandlung die oben genannten Leistungen. Ich bin darüber informiert worden, dass diese Leistungen nicht zum Leistungskatalog der gesetzlichen Krankenversicherung gehören. Ich bin darüber informiert worden, dass die tatsächlichen Kosten von den oben aufgeführten Schätzbeträgen abweichen können. Ich wünsche die oben dargestellten Leistungen und verpflichte mich, die anfallenden Kosten selbst zu tragen.

______________________________	______________________________
Ort, Datum	Ort, Datum
______________________________	______________________________
Unterschrift Zahlungspflichtige/-r	Unterschrift Zahnärztin / Zahnarzt

So sieht das Musterformular aus, das seit 2015 für mehr Transparenz beim Kieferorthopäden sorgen soll.

Genehmigung der Behandlung

Eine Zahnbegradigung gehört zu den genehmigungspflichtigen Leistungen in der gesetzlichen Krankenversicherung. Voraussetzung ist also ein kieferorthopädischer Behandlungsplan, der wie ein Heil- und Kostenplan beim Zahnersatz vor Behandlungsbeginn der zuständigen Krankenkasse vorgelegt werden muss. Wenn die Voraussetzungen für eine Kostenerstattung durch die Krankenkassen erfüllt sind, übernimmt die Kasse zunächst 80 Prozent der Kosten. Mit der Behandlung wird begonnen, wenn die Kasse eine Kostenübernahmeerklärung abgegeben hat. Allerdings können die Krankenkassen Anträge für kieferorthopädische Behandlungen gutachterlich überprüfen lassen. Wer als Patient davon betroffen ist, erhält von der Kasse eine Benachrichtigung. Erfüllt der Behandlungsplan nicht die Voraussetzungen für eine Kassenleistung, muss die gesetzliche Krankenkasse die Kostenübernahme ablehnen. Gegen eine Ablehnung ist jedoch ein Widerspruch möglich. Wünschen Patienten, bzw. bei Kindern die Eltern, trotzdem eine Behandlung, müssen sie die Kosten privat tragen. Dies sollte schriftlich mit dem Zahnarzt vereinbart werden (siehe „Abrechnung von Privatleistungen", Seite 141).

Verbraucherfalle

Der kieferorthopädische Behandlungsplan, so steht es in der Richtlinie, wird vom Zahnarzt in zweifacher Ausfertigung an die Krankenkasse geschickt. Genehmigt die Kasse den Plan, erhält jedoch nur der Zahnarzt den Plan zurück. Der Patient bekommt lediglich eine Genehmigungsbescheinigung. Patienten oder Eltern sollten vom Zahnarzt eine **Kopie des Plans** verlangen. Weigert sich der Zahnarzt, sollten sie sich mit der Bitte an ihre Krankenkasse wenden. Denn nur so sehen sie, wie viel Geld der Kieferorthopäde bereits von der Krankenkasse erhält. Ohne Kenntnis dieses Plans sollten Patienten keine Vereinbarung über Privatleistungen unterschreiben.

Name der Krankenkasse

Name, Vorname des Versicherten

geb. am

Kassen-Nr. Versicherten-Nr. Status

Vertragszahnarzt-Nr. VK gültig bis Datum

KFO-Behandlungsplan

KFO-Therapieänderung

KFO-Verlängerungsantrag

Behandlungsbeginn Quartal | Beginn der Verlängerung Quartal | Voraussichtliche Dauer Quartale

KIG-Einstufung

Anamnese

Diagnose

OK

UK

Bisslage

Therapie **Frühbehandlung (KFO-Richtlinie Nr. 8 a-c)** **Frühe Behandlung (KFO-Richtlinie Nr. 8 d)**

OK

UK

Bisslage

Verwend. Geräte

Diagnostik- und Behandlungsmaßnahmen (Zahl eintragen, ggf. ankreuzen)

A 925 a	b	c	d	A 928	A 934 a	b	A 935 a	b	c	d	5	7 a	12	116
117	118	126 a	b	d	127 a	b	128 a	b	c	130	131 a	b	c	

voraussichtl. Dauer der Behandlung Quartale

	I	II	III	IV	V	Summe	Buchst.
OK 119							
UK 119							
120					X		

Sonstige Leistungen:

Geb.-Nr.	Anz.

Geschätzte Material u. Laborkosten **EUR**

voraussichtl. Gesamtkosten **EUR**

Anschrift des **Mitgliedes**

Datum, Unterschrift und Stempel der **Krankenkasse**

Datum, Unterschrift und Stempel des **Zahnarztes**

Entscheidung der Krankenkasse

Der Zuschuss zu den aufgeführten Leistungen (Honorar- und Mat.- und Laborkosten) beträgt: %

Anspruch besteht ab Quartal

Der kieferorthopädische Behandlungsplan. Hier trägt der Zahnarzt die Diagnose und die geplante Therapie ein, jeweils für Ober- und Unterkiefer. Ganz unten das Feld für den Kassenzuschuss.

Übernehmen die Krankenkassen die Kosten für eine Zahnspange bei Kindern?

Eltern müssen zunächst einen Eigenanteil von 20 Prozent übernehmen. Er wird aber von den Krankenkassen nach erfolgreichem Abschluss der Behandlung erstattet.

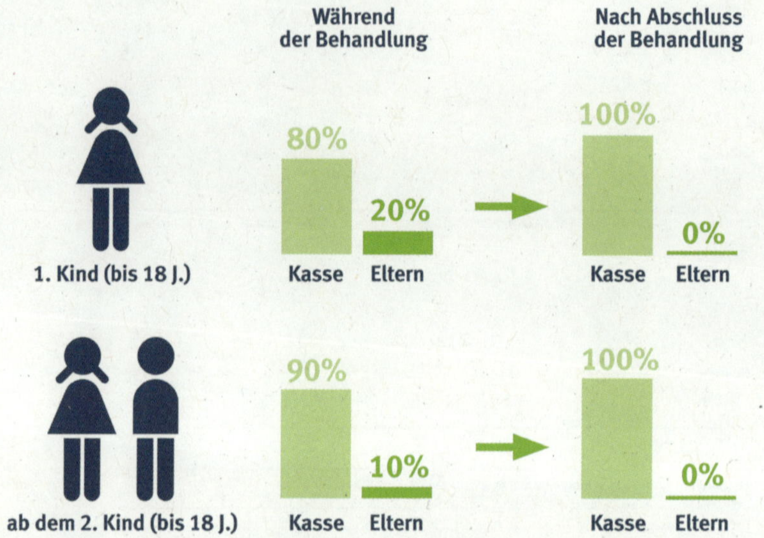

Ein Eigenanteil von null Prozent gilt nur, wenn keine privaten Zusatzleistungen gewählt werden. Quelle: www.kostenfalle-zahn.de.

Wenn während der Behandlung die Leistungen des Kieferorthopäden ohne Therapieänderung über die anfangs geplanten Leistungen hinausgehen, muss der Kieferorthopäde dies der Krankenkasse melden.

Am Ende der Behandlung bestätigt der Kieferorthopäde den Abschluss. Erst mit diesem Beleg erhalten Sie von der Krankenkasse die 20 Prozent Eigenanteil zurück. Auch die Originale der Rechnungen müssen Sie bei der Kasse einreichen. Deshalb ist es wichtig, alle Rechnungen aufzubewahren. Patienten, die eine kieferorthopädische Behandlung vorzeitig abbrechen, erhalten den Eigenanteil nicht zurück.

Abrechnung von Privatleistungen

Wer sich für eine Behandlung entscheidet, die nicht von den gesetzlichen Kassen getragen werden, sollte auf einem schriftlichen Vertrag mit dem Zahnarzt bestehen, in dem alle Leistungen und Preise aufgeführt sind und sich gegebenenfalls bei seiner Kasse, einer Patientenberatung oder einem anderen Zahnarzt erkundigen. Auf jeden Fall sollte man sich eine Kopie des Vertrages geben lassen. Nach der tatsächlichen Behandlung stellt der Zahnarzt dann wie bei Privatpatienten eine Rechnung aus.

Beratung

Gerade bei so zeitaufwendigen und teuren Maßnahmen wie einer Zahnbegradigung ist es ratsam, bei einem anderen Zahnarzt eine zweite Meinung einzuholen. Auch ein zweiter Kieferorthopädischer Behandlungsplan ist möglich und für gesetzlich Versicherte kostenfrei.

Eine kostenlose Beratung bieten auch die Patientenberatungsstellen der Zahnärztekammern und Kassenzahnärztlichen Vereinigungen. Teilweise gibt es dort eine spezialisierte Stelle für eine Kieferorthopädie-Zweitmeinung. Die Kassenzahnärztliche Vereinigung Bayern etwa bietet das seit 2011 an. Zu einem Beratungsgespräch sollten der Behandlungsplan und wenn möglich auch Röntgenbilder mitgebracht werden.

Verbraucherfalle

Vorsicht vor Vorschuss- oder Ratenzahlungen: Wie die Versichertenbefragung der Krankenkasse DAK 2015 zeigte, zahlen zwei Drittel eine monatliche Pauschale an den Kieferorthopäden. Meist belief sich der Betrag auf 20 bis 40 Euro pro Monat, in 30 Prozent der Fälle waren es auch mehr als 40 Euro. Durch solch eine Pauschale, kritisierte die DAK, „verlieren Eltern oft den Überblick über die Gesamtkosten". Tatsächlich verschleiern niedrige Einzelraten schnell die Gesamtkosten. Das kann auch diejenigen zu einer hohen Gesamtsumme verleiten, die sich das finanziell nicht leisten können. Bei Krankheit oder Arbeitslosigkeit kann die Ratenzahlung schwierig werden. Auch macht sie einen Therapie- oder Arztwechsel kompliziert.

Die Verbraucherzentrale rät daher zu einer Bezahlung nach Behandlungsabschnitten. Dabei klären Sie regelmäßig, was wirklich notwendig ist und was nicht, und nach jedem Behandlungsabschnitt erstellt der Zahnarzt eine Rechnung. Für den Zahnarzt mag das Mehraufwand bedeuten, doch es reduziert genauso wie Ratenzahlungen das Risiko, dass er am Ende einer mehrjährigen Behandlung möglicherweise nicht die vereinbarte Gesamtsumme erhält.

Vorauszahlungen sind keine Pflicht: Laut der privaten Gebührenordnung erbringt der Zahnarzt vollständig seine Leistung, dann schreibt er eine Rechnung, dann bezahlt der Patient (GOZ, §10). Patienten sind mit der Rechnungserteilung grundsätzlich zur Zahlung verpflichtet, sie müssen aber keine Vorkasse akzeptieren.

Eine Ausnahme können Laborkosten sein, für die der Zahnarzt selbst in Vorleistung tritt (Urteil des Oberlandesgerichts München von 1995, Az. 1 U 5547/94). Weil aber Vorauszahlungen für eigene ärztliche Leistungen immer wieder verlangt werden, lässt die Verbraucherzentrale NRW diese Frage derzeit gerichtlich klären.

Bei Konflikten

Wenn ein Zahnarzt mit Kassenzulassung eine Behandlung vom Verkauf privater Zusatzleistungen abhängig macht oder keine Behandlung auf Kassenkosten anbietet, sollten Patienten ihrer Krankenkasse melden und das neue Portal der Verbraucherzentrale nutzen: **www.kostenfalle-zahn.de**.

Wenn es um medizinische Probleme während oder nach einer Behandlung geht, können gesetzlich Versicherte sich an ihre Krankenkasse wenden und um ein Gutachten bitten. Zudem gibt es Schlichtungsstellen bei den Zahnärztekammern. Sie können aber nur tätig werden, wenn Patient und Zahnarzt ihr Einverständnis geben.

Gutachten

Kieferorthopädische Behandlungen müssen wie Zahnersatz vor Therapiebeginn beantragt werden. Das bedeutet auch, dass die Krankenkassen die Planungen begutachten lassen und bei Zweifeln ablehnen können. Im Jahr 2014 wurden gut 50.000 Behandlungspläne begutachtet, in 18,9 Prozent der Fälle wurde die Planung nicht befürwortet. Kommt das Gutachten zu einer anderen Einschätzung als der Zahnarzt, also etwa zu einer niedrigeren KIG-Einstufung, wodurch eine Kostenübernahme durch die Kasse nicht möglich wäre, kann man dagegen Widerspruch einlegen.

Kassengutachten sind nicht nur beim Antrag des Behandlungsplans möglich, sondern auch bei einer Therapieänderung oder bei einem Verlängerungsantrag. Teilt der Kieferorthopäde oder die Krankenkasse die Stellungnahme des Gutachters nicht, können sie Einspruch einlegen. Dann kann der Fall mit Hilfe eines Obergutachtens geklärt werden. Die Kosten für die Gutachten trägt in diesen Fällen die Krankenkasse.

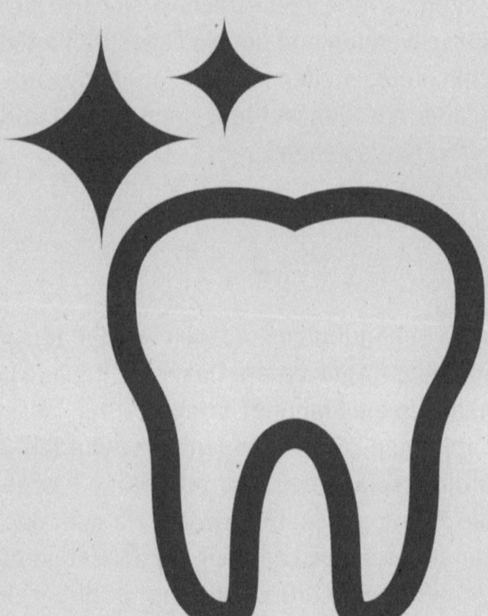

Zähne verschönern

Schöne Zähne sind heute für viele Menschen ein Statussymbol und gelten als wichtiger Aspekt für Attraktivität. Zahnärzte werben etwa mit weißer Ästhetik (Bleaching und Veneers) oder mit roter Ästhetik (Zahnfleischkorrektur). Von Risiken ist dabei selten die Rede.

Grundsätzlich Privatleistung

Für Eingriffe, die nicht medizinisch, sondern rein ästhetisch begründet sind, übernehmen die gesetzlichen Krankenkassen die Kosten nicht. Das gilt allgemein vom Bleaching bis zur Brustvergrößerung. In der zahnmedizinischen Behandlungsrichtlinie des Gemeinsamen Bundesausschusses (G-BA) heißt es: „Maßnahmen, die lediglich kosmetischen Zwecken dienen, gehören nicht zur vertragszahnärztlichen Versorgung." Natürlich spielt Ästhetik auch bei allgemeinen Zahnbehandlungen eine Rolle, denn Zahnersatz zum Beispiel soll sich harmonisch in den Mund einfügen. Aber wenn rein optische Aspekte im Vordergrund stehen oder wenn ohne medizinische Notwendigkeit behandelt wird, ist das nicht nur reine Privatleistung. Patienten müssen auch über Risiken informiert werden.

Aufklärung besonders wichtig

Bei einer Wunsch-Behandlung ohne medizinische Notwendigkeit muss der Patient besonders gut über die Risiken aufgeklärt werden. Je weniger ein ärztlicher Eingriff medizinisch geboten ist, umso ausführlicher und eindringlicher ist der Patient über die Erfolgsaussichten und etwaige schädliche Folgen zu informieren, auch über Risiken, die nur entfernt

Gut zu wissen

Botox nicht beim Zahnarzt: Kosmetische Behandlungen im Gesicht, die nichts mit den Zähnen oder dem Kiefer zu tun haben, fallen nicht in den Arbeitsbereich der Zahnärzte. Im März 2016 entschied das Verwaltungsgericht Münster, dass Zahnärzte kein Botox spritzen dürfen. Das Gericht erklärte, dies sei nach Paragraf 1 Abs. 3 des Zahnheilkundegesetzes (ZHG) nicht erlaubt. Die kosmetische Behandlung der Hautoberfläche mit Botox sei „final auf einen Eingriff außerhalb des räumlich abgrenzbaren Bereichs der Zähne, des Mundes und des Kiefers gerichtet". Dies sei keine Ausübung der Zahnheilkunde und somit nach dem Zahnheilkundegesetz nicht von der Approbation des Zahnarztes umfasst. (Az. 7 K 338/09)

mit dem Eingriff in Verbindung stehen. Ebenfalls sollte klar werden, welche Verbesserungen im günstigsten Fall zu erreichen sind und wie sicher der günstigste Fall überhaupt zu erreichen ist. Das gilt vor allem für invasive Maßnahmen. Für Veneers (siehe Seite 151) etwa muss ein Zahn meist beschliffen werden, was nicht rückgängig zu machen ist. Deshalb urteilte das Oberlandesgericht Hamm 2010, eine Risikoaufklärung sei hier besonders wichtig, da Veneers vor allem aus kosmetischen Gründen eingesetzt würden und es zu Komplikationen kommen kann, etwa zu einer Entzündung des Zahnmarks (Pulpitis). Wenn der Zahn also nicht krank ist, sondern lediglich fleckig, verfärbt oder zu wenig gerade, nimmt ein Patient für den optischen Vorteil einen gesundheitlichen Nachteil in Kauf, nämlich Zahnsubstanz zu verlieren und möglicherweise die Vitalität der Zähne zu gefährden.

Im Gesetz über die Ausübung der Zahnheilkunde heißt es: „Die Zahnmedizin ist kein Gewerbe". Zahnärzte dürfen also eigentlich nichts verkaufen, was nicht mit Heilen zu tun hat. Die Bundeszahnärztekammer steht Maßnahmen mit rein optischer Motivation entsprechend kritisch gegenüber.

Bleaching

Wasserstoffperoxid ist das Mittel, das nicht nur Haare, sondern auch Zähne heller macht. Es wird kombiniert mit Karbamid, einem farb- und geschmackslosen Trägergel. Das Bleichmittel Wasserstoffperoxid hellt den Zahnschmelz auf, genauer die Pigmente darin. Diese verfärben sich meist über die Jahre, vor allem durch Kaffee, Tee, Rotwein oder Tabak. Der Bleichprozess kann durch Wärme (UV-Licht oder Laser) beschleunigt werden. Zahnaufhellungsprodukte mit mehr als 0,1 Prozent Wasserstoffperoxid dürfen seit einer Neufassung der EU-Kosmetik-Verordnung nur durch einen Zahnarzt an Patienten abgegeben werden und sind nicht mehr in Drogerien erhältlich. In Zahnarztpraxen wird mit Konzentrationen zwischen 0,1 und 6,0 Prozent Wasserstoffperoxid gearbeitet.

Die Voraussetzung

Vor einer Bleichbehandlung sollte man den Zustand von Zähnen und Zahnfleisch vom Zahnarzt kontrollieren lassen. Schäden wie Karies oder Parodontitis sollten vorab behandelt werden. Auch Beläge sollten vorher entfernt werden. Deshalb empfiehlt die Deutsche Gesellschaft für Ästhetische Zahnheilkunde (DGÄZ) eine professionelle Zahnreinigung als Vorbehandlung. Übrigens können allein dadurch die Zähne schon weißer aussehen.

Was macht der Zahnarzt?

Es gibt zwei verschiedene Varianten: Das Bleichmittel kann über einen längeren Zeitraum zu Hause angewendet oder ausschließlich in der Zahnarztpraxis aufgetragen werden.

Tipp

Finger weg von Hausmitteln! Frei verkäufliche Bleaching-Materialien aus der Drogerie enthalten seit Ende 2012 nur noch maximal 0,1 Prozent Wasserstoffperoxid und haben somit eine geringe Bleichwirkung. Es gibt Mittel, die aufgepinselt oder aufgeklebt werden und auch vorgefertigte Schienen. Wer solche Mittel anwenden möchte, sollte vorher mit dem Zahnarzt sprechen, um die Ursache von Verfärbungen und das richtige Vorgehen zu klären. Dringend abzuraten ist von „Hausmitteln" wie Backpulver, Fruchtsäure oder Zitronensaft. Diese Methoden lassen die Zähne zwar tatsächlich zunächst weißer erscheinen, schädigen sie aber auch. Backpulver etwa schleift den Zahnschmelz ab. Auch Früchte mit einem hohen Säureanteil greifen diese wichtige Zahnschicht an, Erdbeeren ebenso wie Johannisbeeren oder Zitronen. Für das Zahnfleisch oder die Mundschleimhaut sind die Mittel ebenfalls nicht gesund.

In-office-Bleaching
Die Zahnaufhellung findet in der Zahnarztpraxis statt. In mehreren Sitzungen, abhängig von der Zahnfarbe und der Wunschfarbe, trägt der Zahnarzt das Karbamidperoxid auf die Zähne auf, das 20 bis 30 Minuten einwirken muss. Die Bleichmittel sind bei dieser Variante hoch dosiert, um den Effekt zu beschleunigen. Zusätzlich kann das Gel durch spezielle Lampen erwärmt werden, was die Freisetzung von Wasserstoffperoxid erhöht und ebenfalls den Effekt verstärkt. Das Zahnfleisch muss dabei gut abgedeckt werden.

Home-Bleaching
Der Zahnarzt fertigt für den Patienten individuell angepasste, dünne Kunststoffschienen, in die das Karbamidperoxid-Gel in niedrigerer Konzentration eingefüllt wird. Diese Schienen werden zu Hause täglich ein bis zwei Stunden getragen, insgesamt in der Regel zwei Wochen, je nach gewünschter Aufhellung.

Bleaching im Zahninneren
Zähne, die durch eine Wurzelkanalbehandlung dunkel geworden sind, können von innen aufgehellt werden. Dafür wird der Zahn geöffnet und ein spezielles Bleichmittel in den oberen Teil des Wurzelkanals eingebracht. Danach wird der Zahn provisorisch verschlossen. Diese Einlage wird einmal pro Woche ausgewechselt, bis der gewünschte Farbton erreicht ist.

Der Effekt

In der Regel kann laut DGÄZ eine Aufhellung von zwei bis drei Farbstufen erreicht werden. Wie lange der Effekt hält, wird unterschiedlich angegeben. Laut DGÄZ sind die Zähne meist für drei bis fünf Jahre weißer, laut Kassenzahnärztlicher Vereinigung Berlin nur für ein bis drei Jahre. Der Effekt hängt zudem von der Mundhygiene und den Essgewohnheiten des Patienten ab. Während der Behandlung und in den ersten zwei Wochen nach dem Bleaching sollte man stark färbende Nahrungsmittel wie Rotwein, Traubensaft, Kaffee, schwarzen Tee, Speisen mit Safran und auch Tabak möglichst meiden.

Die Kosten und Risiken

Mit mehreren hundert Euro muss man beim Bleaching rechnen. Die Deutsche Gesellschaft für Ästhetische Zahnheilkunde nennt eine Spannbreite zwischen 300 und 700 Euro, je nach Verfahren und Region.

Nur gesunde Zähne sollten mit Bleichmitteln behandelt werden. Ein Gutachten des Wissenschaftlichen Ausschusses „Konsumgüter" der Europäischen Kommission ergab 2007, dass Bleichmittel bei einer Konzentration von bis zu 0,1 Prozent in Zahnpasten, Mundspülungen und Zahnbleichmitteln kein Risiko darstellen. Ein Bleaching mit einer Konzentration von 0,1 bis 6,0 Prozent Wasserstoffperoxid berge jedoch „mögliche Risiken“, die „mit dem Wasserstoffperoxidgehalt und mit der Häufigkeit der Anwendung“ zunehmen.

Die häufigsten Nebenwirkungen laut EU-Gutachten:

- Bleaching kann zu einer vorübergehenden Überempfindlichkeit der Zähne führen.
- Bleaching kann zu vorübergehenden Reizungen des Mundraumes führen.
- Der Zahnschmelz kann möglicherweise porös werden.
- Wasserstoffperoxid kann den Nerv reizen. Bei vorliegender Karies oder Parodontitis oder bei undichten Kronenrändern darf deshalb nicht gebleicht werden, da das Wasserstoffperoxid sonst in den Zahn eindringt.
- Die Oberfläche von Füllungen und anderen Zahnersatzmaterialien kann angegriffen werden.
- Wasserstoffperoxid kann schwach krebsfördernd wirken, also ein mögliches Krebsrisiko im Mund, etwa durch Rauchen, weiter erhöhen, besonders bei wiederholter Anwendung.

Die Langzeitfolgen sind nicht erforscht, auch nicht mögliche Auswirkungen wiederholter Anwendungen. Viele Studien über die Wirkung der Mittel sind von Herstellern finanziert.

Verbraucherfalle

Hollywood-Weiß? Nur ein natürlicher Zahn lässt sich aufhellen. Die Farbe von Kronen oder Füllungen ist unveränderbar. Sie können neben gebleichten Zähnen noch dunkler erscheinen. Deshalb sollte man die Möglichkeiten und Risiken gründlich mit einem Zahnarzt besprechen. Dabei lassen sich auch die Ursachen möglicher Zahnverfärbungen ergründen – und unter Umständen auch ohne einen Eingriff Verbesserungen erreichen. Wer sich ein Hollywoodlächeln mit amerikanischem Weiß wünscht, sollte bedenken, dass diese Farbe sehr künstlich wirken kann, da sie weit über jede natürliche Zahnfarbe hinausgeht.

Veneers

Veneers sind sehr dünne Keramikschalen, mit denen die natürliche Zahnform verblendet werden kann. In der Regel sind sie nur 0,5 bis 0,7 Millimeter dick, teilweise nur 0,3 Millimeter. Meist werden sie im sichtbaren Zahnbereich eingesetzt. Das Wort Veneer kommt aus dem Englischen und bedeutet Fassade.

Mit Veneers kann viel kaschiert werden. Sie können eingesetzt werden bei:

- oberflächlichen Defekten des Zahnschmelzes.
- leichten Fehlstellungen.
- zu kurzen Zähnen.
- starken Verfärbungen, die auf andere Weise nicht zu beheben sind.
- ungleichmäßigen Zahnabständen.
- Erosionen (Zahnschmelz-Schäden) oder bei einigen genetisch bedingten Schmelzfehlbildungen.
- Bulimie-Erkrankungen.

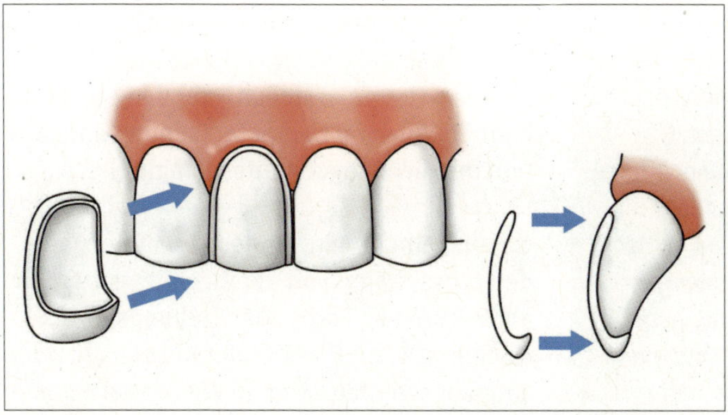

Veneers: Die hauchdünnen Keramikschalen können auf den Zahn geklebt werden, um leichte Fehlstellungen, kleine Lücken oder leichte Zahndefekte zu kaschieren. Teils sind sie nur 0,3 Millimeter dick.

Vorteil: Anders als für eine Krone muss der Zahn nicht komplett beschliffen werden, es bleibt also mehr Zahnsubstanz erhalten. Sobald die Schneidekante des Zahns komplett überkuppelt ist, handelt es sich übrigens um eine Teilkrone.

Verbraucherfalle

Einmal Veneer, immer Veneer? Veneers werden teils als sanfte, schmerzfreie und minimalinvasive Versorgung beworben. Tatsächlich aber ist es kaum möglich, diese Keramikschalen schadlos wieder zu entfernen. Denn zum einen ist die Keramik von der natürlichen Zahnsubstanz kaum zu unterscheiden, und zum anderen ist ein Veneer mit dem Schmelz verklebt und muss heruntergeschliffen werden. Dabei wird erneut Zahnsubstanz verletzt. Wenn sich ein Patient einmal für präparierte Veneers entschieden hat, ist er also festgelegt. Rein kosmetische Versorgungen sollte man sich deshalb gut überlegen und zusammen mit dem Zahnarzt das angestrebte Ergebnis so genau wie möglich besprechen.

Der Ablauf

Veneers werden auf den Zahn aufgeklebt. Bei den ganz dünnen Varianten ist es nicht mehr nötig, Zahnsubstanz abzuschleifen. Zahnärzte sprechen dann von „Non-Prep-Veneers". Schalen, für die weiterhin beschliffen werden muss, heißen **Prep-Veneers.** Trotzdem ist das Verfahren aufwendig. Von dem vorbereiteten Zahn wird ein Abdruck genommen. Nach diesem fertigt der Zahntechniker das Veneer an, individuell in Form und Farbe.

Wer vorher schon wissen möchte, wie Zähne mit dieser Art der Versorgung aussehen, kann Simulationen als Zusatzleistungen in Anspruch nehmen, etwa eine Wachsdarstellung auf einem Gipsmodell (Wax-up) oder eine Kunststoffdarstellung auf den eigenen Zähnen. Auch im Computer ist eine Simulation möglich (sogenanntes Imaging).

Ob ein Zahn für ein Veneer beschliffen werden muss, hängt von der Ausgangssituation ab. Bei kleinen Farb- oder Stellungskorrekturen muss laut DGÄZ in der Regel nicht oder kaum beschliffen werden. Wenn allerdings der Zahn sehr dunkel oder fleckig ist, muss das Veneer dicker sein. Dann wird Zahnsubstanz abgeschliffen, meistens weniger als ein Millimeter. Non-Prep Veneers können auch auf Kunststofffüllungen oder bestehenden Keramikkronen befestigt werden.

Die Haltbarkeit

Veneers halten laut DGÄZ in der Regel etwa 15 Jahre, bei guter Pflege, regelmäßigen Nachkontrollen und zahnärztlichen Prophylaxe-Maßnahmen auch länger. Es kann jedoch sein, dass Teile der dünnen Schalen abbrechen. Ausgetauscht werden müssen Veneers, wenn bei Schäden eine Reparatur nicht mehr möglich ist oder im Randbereich Karies entstanden ist. Patienten sollten sich die richtige Zahnpflege erläutern lassen, denn zwischen Zahn und Veneer können sich Bakterien ansiedeln und Folgeschäden verursachen.

Die Kosten

Veneers sind keine Kassenleistung. Sie müssen komplett privat bezahlt werden. Abgerechnet wird nach der privaten Gebührenordnung für Zahnärzte (GOZ). Je nach Aufwand und Veneerqualität kosten die Keramikschalen mehrere hundert oder mehr als 1.000 Euro pro Zahn. Es gibt auch nicht den sonst bei Zahnersatz üblichen Festzuschuss. Bei privat Versicherten können Kosten bei bestimmten medizinischen Indikationen übernommen werden.

Gut zu wissen

Zahnkosmetik: Ästhetische Zahnbehandlungen bieten nicht nur Zahnärzte an, sondern auch „Dental- oder Zahnkosmetiker“. Diese Begriffe sind jedoch nicht geschützt, dazu gibt es keine festgelegten Inhalte. Ähnlich wie der Titel „Schönheitschirurg“ sagen sie nichts über die Qualifikation des Behandlers aus.

Zahnfleischkorrekturen

Nicht nur optische Einschränkungen an den Zähnen können gerichtet werden. Auch der Verlauf des Zahnfleischs kann „optimiert“ werden. Zahnmediziner sprechen dann von roter Ästhetik. Angeboten wird das etwa bei freiliegenden Zahnhälsen, bei Parodontitis, einer unregelmäßigen Zahnfleischlinie oder bei zu viel Zahnfleisch.

Was wird gemacht?

Bei operativen Zahnfleischkorrekturen transplantieren Zahnärzte unter lokaler Betäubung Gewebe aus anderen Bereichen im Kiefer. Das Zahnfleischtransplantat sollte dem natürlichen Zahnfleisch in Farbe und Beschaffenheit möglichst ähnlich sein. Wenn das Zahnfleisch zu viel vom Zahn verdeckt („Gummy Smile“), können Zahnärzte überschüssiges Gewebe chirurgisch entfernen, beispielsweise mit einem Laser. Bei einer Parodontitis kann dagegen Zahnfleisch wiederaufgefüllt und auch Knochengewebe mit Ersatzmaterial aufgebaut werden.

Kosten und Risiken

In der Regel muss man mit Kosten von mehreren 100 Euro rechnen, abhängig vom Umfang der Zahnfleischkorrektur und vom Ausmaß des Defekts. Meist sind mehrere Termine nötig.

Egal ob Zahnfleischkürzung oder Zahnfleischaufbau: Die Stellen, an denen Gewebe entnommen oder eingepflanzt wurde, müssen heilen. Das dauert meist mehrere Wochen. So lange müssen Patienten möglichst vorsichtig essen, beißen und putzen. Nach der Behandlung können Schwellungen und Schmerzen auftreten.

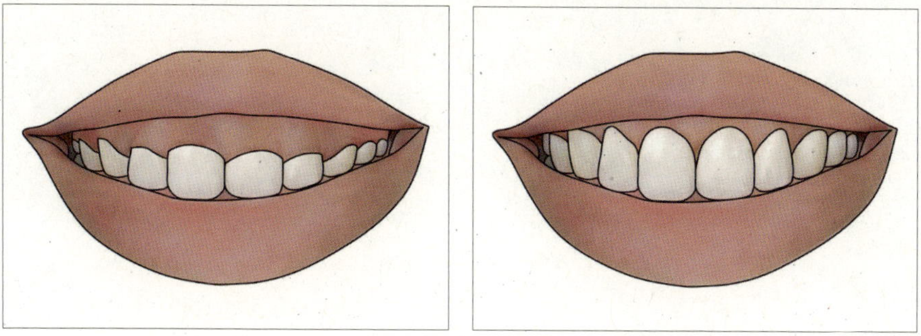

Verdeckt üppiges Zahnfleisch viel von den Zähnen („Gummy Smile“), kann das teilweise entfernt werden. Erscheinen Zähne dagegen durch Zahnfleischrückgang zu lang, kann das Zahnfleisch durch eine Transplantation aufgefüllt werden.

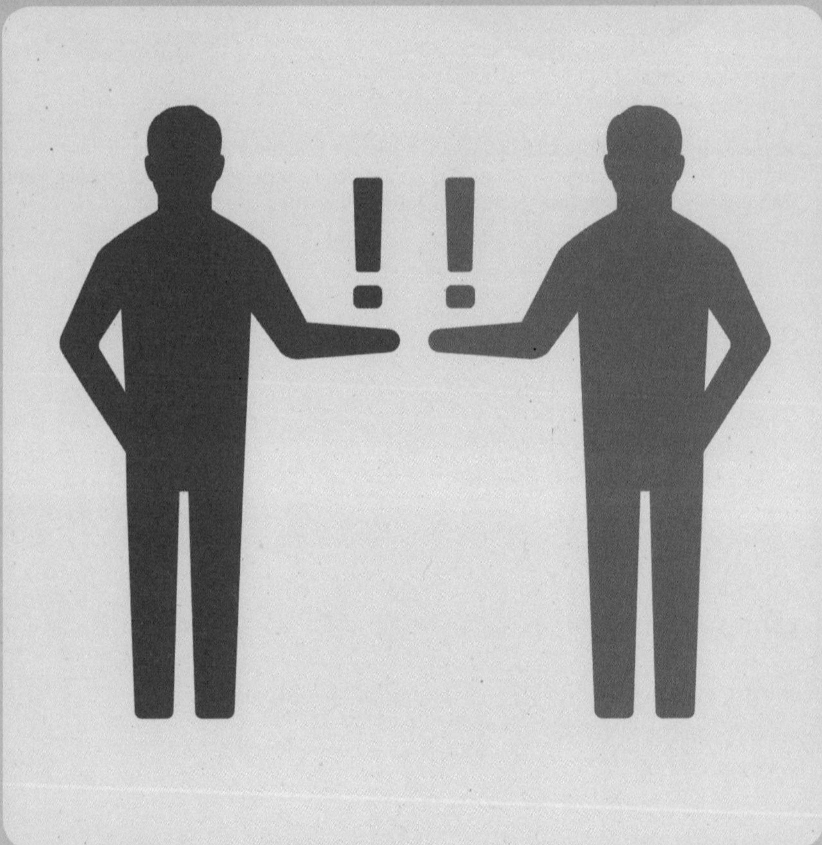

Streit um die Zähne

Nicht immer läuft alles glatt beim Zahnarzt. Möglich ist Ärger um die Rechnung oder ein Problem nach einer Behandlung. Gesetzlich Versicherte können in solchen Fällen eine Beratung in Anspruch nehmen, ein Gutachten beantragen oder eine Schlichtungsstelle aufsuchen. All das ist kostenlos. Der Gang zum Gericht sollte deshalb der letzte Schritt sein.

Welche Pflichten hat der Zahnarzt?

Der Zahnarzt schuldet seinem Patienten eine Behandlung nach den allgemein anerkannten fachlichen Standards. Einen Heilungserfolg schuldet er nicht. Denn der ist von vielen Faktoren abhängig, die teilweise nicht in der Hand des Zahnarztes liegen. So sinken etwa die Einheilungschancen selbst nach einer gelungenen Implantat-Operation oder Parodontitis-Behandlung durch Rauchen oder mangelnde Mundhygiene.

Behandlungsvertrag

Mit der Einwilligung zur Behandlung entsteht eine Vertragsbeziehung zwischen Zahnarzt und Patient. Durch diesen Vertrag wird laut § 630 a Bürgerliches Gesetzbuch der Zahnarzt zur Leistung der versprochenen Behandlung verpflichtet und der Patient zur Vergütung dieser Leistung, soweit nicht die Krankenkassen die Kosten übernehmen. Dieser Paragraf regelt auch, dass die Behandlung „nach den zum Zeitpunkt der Behandlung bestehenden, allgemein anerkannten fachlichen Standards zu erfolgen“ hat.

Therapeutische Aufklärungspflicht

Ärzte und Zahnärzte sind zur Sorgfalt verpflichtet und zu einer umfassenden Aufklärung. Das heißt, Sie und nicht etwa das nichtärztliche Personal müssen den Patienten über die wesentlichen Umstände der Behandlung informieren, also etwa über Untersuchungen, Diagnosen und Therapien.

Die Aufklärung muss immer in einem persönlichen Gespräch erfolgen und dies so rechtzeitig, dass die Patientin oder der Patient seine Entscheidung über die Einwilligung wohlüberlegt treffen kann (§ 630 e BGB). Das sollte ausdrücklich nicht im Behandlungsstuhl geschehen. Denn in einer liegenden Position befindet sich der Patienten nicht auf Augenhöhe mit dem Zahnarzt. Eine gleichberechtigte Kommunikation ist so kaum möglich. Zudem müssen Ärzte und Zahnärzte einen Patienten umso ausführlicher und eindrücklicher über mögliche Ergebnisse und Risiken aufklären, je weniger eine Maßnahme medizinisch geboten oder je größer ihre Tragweite ist. Eine schonungslose Aufklärung über alle mit dem Eingriff verbundenen Risiken ist daher in den Fällen geboten, in denen keine medizinische Notwendigkeit für den Eingriff besteht, etwa bei Schönheitsoperationen (§ 8 Satz 4 Berufsordnung)
Mehr im Kapitel „Zähne verschönern“ auf Seite 145

Die Aufklärung ist die Voraussetzung für eine wirksame Einwilligung in eine Behandlung. Ohne Aufklärung und Einwilligung ist jede Behandlung, juristisch gesehen, eine rechtswidrige Körperverletzung. Es reicht nicht, lediglich ein Formular zum Unterschreiben vorzulegen. Es dient lediglich als Hilfsmittel bei der Beweisführung, falls der Arzt belegen muss, dass er den Patienten aufgeklärt hat. Patienten können sich davon eine Kopie aushändigen lassen. Vorsicht: Nach Erkenntnissen der Verbraucherzentralen kommt es immer wieder vor, dass Patienten eine Einverständniserklärung in die zahnärztliche Behandlung unterschreiben sollen, in der auch steht, dass Patienten auch eine erfolgte Aufklärung bestätigen. Das sollte man nicht unterschreiben, wenn diese Aufklärung nicht auch mündlich erfolgt ist. Solche Klauseln hat die Verbraucherzentrale bereits erfolgreich abgemahnt.

Verbraucherfalle

Ärzte und Zahnärzte sind laut Gesetz verpflichtet, Patienten „rechtzeitig" aufzuklären (§ 630 c Absatz 2 Satz 1 BGB). Wenn möglich sind Patienten bei schwerwiegenderen Maßnahmen mindestens einen Tag zuvor umfassend zu informieren, und zwar in einem mündlichen Austausch. Schriftliche Unterlagen können dies nur ergänzen, aber nicht ersetzen. Wenn also ein Zahnarzt vor einer Operation etwa für Implantate Patienten im Behandlungsstuhl Formulare zur Unterschrift vorlegt, sollten Sie sehr misstrauisch werden, alles gründlich lesen und den Eingriff gegebenenfalls verschieben. In Gerichtsverfahren sind solche Fälle bereits verhandelt worden. Denn wer erst direkt vor einem Eingriff über Risiken, Kosten und Alternativen informiert wird, steht unter dem Druck, sich nicht mehr gegen die Maßnahme entscheiden zu können. Dann ist die Aufklärung nicht mehr rechtzeitig.

Wirtschaftliche Aufklärungspflicht

Auch über die voraussichtlichen Kosten einer Behandlung müssen Ärzte und Zahnärzte informieren, wenn ersichtlich ist, dass diese nicht vollständig von den gesetzlichen Krankenkassen oder der privaten Krankenversicherung übernommen werden. Diese Aufklärung muss schriftlich geschehen. Das betrifft neben der Zahnmedizin vor allem die individuellen Gesundheitsleistungen (IGeL). Wenn eine schriftliche Aufklärung unterbleibt, hat der Patient einen Schadensersatzanspruch in Höhe der Behandlungskosten, den er gegen den Zahlungsanspruch des Arztes aufrechnen kann.

Gut zu wissen

Kassenzulassung: Zahnärzte mit Kassenzulassung sind laut Sozialgesetzbuch „berechtigt und verpflichtet“, Kassenleistungen anzubieten (§ 95 Abs. 3 SGB V). Berechtigt, weil ein Zahnarzt damit die große Mehrheit der Bevölkerung hierzulande behandeln kann, denn 89 Prozent sind gesetzlich versichert, nur elf Prozent privat. Verpflichtet, weil er gesetzlich Versicherten das anbieten muss, was die Krankenkassen bezahlen. Private Leistungen kann er jedoch zusätzlich anbieten.

Behandlungsfehler

Liegen Anhaltspunkte für einen Behandlungsfehler vor, muss der Arzt oder Zahnarzt den Patienten darüber in Kenntnis setzen – allerdings nur unter zwei Voraussetzungen. In § 630c Absatz 2 des Bürgerlichen Gesetzbuches heißt es: „Sind für den Behandelnden Umstände erkennbar, die die Annahme eines Behandlungsfehlers begründen, hat er den Patienten über diese auf Nachfrage oder zur Abwendung gesundheitlicher Gefahren zu informieren. Ist dem Behandelnden (...) ein Behandlungsfehler unterlaufen, darf die Information zu Beweiszwecken in einem gegen den Behandelnden (...) geführten Straf- oder Bußgeldverfahren nur mit Zustimmung des Behandelnden verwendet werden.“ Das bedeutet: Ein Arzt oder Zahnarzt ist nur zur Offenbarung verpflichtet, wenn der Patient sonst einen hierauf zurückzuführenden zusätzlichen Schaden erleidet. Hat ein Patient den Gesundheitsschaden einschließlich aller Folgeschäden (sogenannte Sekundärschäden) bereits durch den Behandlungsfehler erlitten, gilt das nicht. Sehr wohl kann dem Patienten aber durch eine unterbliebene Offenbarung ein Verzugsschaden entstehen, weil er seinen Anspruch erst später geltend machen kann.

Welche Rechte hat der Patient?

Patienten haben ein Recht auf **freie Arztwahl.** Sie dürfen selbst entscheiden, zu welchem Arzt oder Zahnarzt sie gehen möchten (SGB V § 76). Und die Patienten entscheiden, was gemacht wird. Wer mit einem Vorschlag nicht einverstanden ist, darf auch wieder gehen.

Gut zu wissen

So steht es im Gesetz: § 630 c Bürgerliches Gesetzbuch (BGB):
(1) Behandelnder und Patient sollen zur Durchführung der Behandlung zusammenwirken.
(2) Der Behandelnde ist verpflichtet, dem Patienten in verständlicher Weise zu Beginn der Behandlung und, soweit erforderlich, in deren Verlauf sämtliche für die Behandlung wesentlichen Umstände zu erläutern, insbesondere die Diagnose, die voraussichtliche gesundheitliche Entwicklung, die Therapie und die zu und nach der Therapie zu ergreifenden Maßnahmen.
(3) Weiß der Behandelnde, dass eine vollständige Übernahme der Behandlungskosten durch einen Dritten nicht gesichert ist oder ergeben sich nach den Umständen hierfür hinreichende Anhaltspunkte, muss er den Patienten vor Beginn der Behandlung über die voraussichtlichen Kosten der Behandlung in Textform informieren. Weitergehende Formanforderungen aus anderen Vorschriften bleiben unberührt.
(4) Der Information des Patienten bedarf es nicht, soweit diese ausnahmsweise aufgrund besonderer Umstände entbehrlich ist, insbesondere wenn die Behandlung unaufschiebbar ist oder der Patient auf die Information ausdrücklich verzichtet hat.
§ 128 Sozialgesetzbuch, fünftes Buch (SGB V):
(5 a) Vertragsärzte, die unzulässige Zuwendungen fordern oder annehmen oder Versicherte zur Inanspruchnahme einer privatärztlichen Versorgung anstelle der ihnen zustehenden Leistung der gesetzlichen Krankenversicherung beeinflussen, verstoßen gegen ihre vertragsärztlichen Pflichten.

Ebenfalls haben Patienten ein Recht auf Beratung und Aufklärung, vor allem über die Risiken (mündlich) und die voraussichtlichen Kosten der Behandlung (in Textform). Laut Patientenrechtegesetz haben Patienten das **Recht auf unverzügliche Einsicht** in die vollständige Patientenakte, falls nicht erhebliche therapeutische Gründe oder sonstige Rechte Dritter dagegensprechen (§ 630 g BGB). Verweigert der Arzt die Einsichtnahme, muss er das begründen. Eine Abschrift oder eine Kopie der Akte kostet meist eine Gebühr.

Aber Patienten stehen auch in der **Pflicht zur Mitwirkung** an ihrem Gesundungsprozess. Wer nicht dazu bereit ist, dem kann die Krankenkasse Leistungen teilweise oder ganz verweigern.

Gewährleistung

Wann muss ein Zahnarzt für Mängel haften?

Zahnärzte sind bei gesetzlich versicherten Patienten verpflichtet, bei Füllungen und Zahnersatz für Mängel zu haften (§ 136 a Abs. 4 SGB V). Dies wird Gewährleistung genannt und bedeutet, dass Füllungen oder dritte Zähne kostenlos repariert oder erneuert werden – unter diesen Bedingungen:

- Der Patient hat keine Schuld an dem Mangel.
- Die vorgesehene Frist (zwei Jahre ab dem Zeitpunkt des Einsetzens) ist nicht abgelaufen.

Über das Bürgerliche Gesetzbuch (§ 630 und § 195) haben Patienten zudem immer einen Anspruch auf Gewährleistung, da sie juristisch mit dem Zahnarzt einen Behandlungsvertrag eingehen. Diese ist unabhängig von einer Beteiligung der Krankenkasse und beträgt drei Jahre.

Tipp

Fallen Reparaturen nach Ablauf der Gewährleistung an oder ist der Schaden selbst verschuldet, ist ein Heil- und Kostenplan nötig – und der Zahnarzt muss über Kosten und die Regelversorgung informieren.

Die richtige Reihenfolge

Diese Gewährleistung ist aber auch ein Recht des Zahnarztes: Patienten müssen ihm Gelegenheit geben, den Zahnersatz nachzubessern – gegebenenfalls auch mehrfach.

Das heißt, treten nach einer Behandlung Probleme auf, sollten Patienten zuerst das Gespräch mit dem Zahnarzt suchen. Wenn etwa eine Krone oder Brücke nicht richtig sitzt, kann dies in der Praxis korrigiert werden. Erst wenn die Probleme durch den behandelnden Zahnarzt nicht beseitigt werden können, sollten betroffene Patienten sich an ihre Krankenkasse wenden. Diese kann dann ein Gutachten in Auftrag geben (sogenanntes Mängelgutachten). Sobald das Ergebnis des Gutachters vorliegt, sind Patienten verpflichtet, dem Zahnarzt zu ermöglichen, den Zahnersatz im Sinne des Gutachtens kostenfrei nachzubessern oder falls nötig neu anzufertigen.

Verbraucherfalle

Zahlung nicht eigenmächtig einstellen: Patienten müssen nach geltender Rechtsprechung die Arbeit des Zahnarztes auch dann bezahlen, wenn nach ihrer Ansicht beispielsweise ein Zahnersatz nicht passt. Vielmehr verliert ein Zahnarzt seinen Vergütungsanspruch allenfalls bei besonders groben, in der Regel vorsätzlichen und strafbaren Pflichtverletzungen oder bei völliger Unbrauchbarkeit der Behandlung (OLG München, 4. August 1994, Az. 4 U 752/94; OLG Nürnberg, 8. Februar 2008, Az. 5 U 1795/05). Vor allem wenn Patienten einen Zahnersatz über mehrere Jahre nahezu unverändert tragen, argumentieren Gerichte regelmäßig, dass dieser Zahnersatz nicht völlig unbrauchbar sein kann. Damit bleibt der Vergütungsanspruch des Zahnarztes bestehen (OLG Naumburg, 13. Dezember 2007, Az. 1 U 10/07; Landgericht Düsseldorf, 29. Juli 2010, Az. 3 O 431/02; Landgericht Berlin, 15. Mai 2008, Az. 6 O 159/07). Das OLG Celle stellte im Februar 2013 zudem klar, dass ein Patient dem Zahnarzt ermöglicht haben muss, den Zahnersatz nachzubessern, bevor der Vergütungsanspruch entfallen kann (Az. 1 U 50/12).

Sonderregelung für Zahnersatz jenseits der Regelversorgung

Damit auch ein Zahnersatz, der über die Regelversorgung hinausgeht (sogenannte gleichartige oder andersartige Versorgung) im Gutachterverfahren der Krankenkassen überprüft werden kann, wurde im Bundesmantelvertrag für Zahnärzte zwischen der Kassenzahnärztlichen Bundesvereinigung (KZBV) und dem Spitzenverband der gesetzlichen Krankenkassen eine Sondervereinbarung getroffen. Darin heißt es, dass „die Krankenkasse in begründeten Einzelfällen bei andersartigen Versorgungen und sogenannten Mischfällen ausgeführte prothetische Leistungen innerhalb von 36 Monaten nach der definitiven Eingliederung bei vermuteten Planungs- oder Ausführungsmängeln überprüfen lassen kann." Solch ein Gutachten ist für Versicherte kostenfrei.

Unterstützung für Patienten

Haben Sie das Gefühl, dass dem Zahnarzt ein Fehler passiert ist? Dann sollten Sie ihn zunächst direkt darauf ansprechen. Nicht selten können Konflikte schon im persönlichen Gespräch geklärt werden. Es kann hilfreich sein, zum Gespräch einen Zeugen mitzunehmen. Bei Problemen mit der Rechnung oder mit der Behandlung können Betroffene aber auch bei verschiedenen Stellen Unterstützung erhalten – in der Regel kostenlos. Das gilt auch für den Verdacht auf einen Behandlungsfehler oder für Schmerzensgeldforderungen.

Patientenberatungsstellen:

- Beratungsstellen der Verbraucherzentralen in Deutschland
  Die Verbraucherzentralen sind gemeinnützig und überwiegend öffentlich finanziert. Sie informieren, beraten und unterstützen, auch zu Gesundheitsthemen **(www.verbraucherzentrale.de/beratung)**. Beschwerden sind möglich auf **www.kostenfalle-zahn.de**. Die Verbraucher-

zentrale kann in gravierenden Fällen rechtlich gegen den Zahnarzt vorgehen, etwa bei irreführender Werbung oder unseriösen Vergütungs- oder Behandlungsvereinbarungen.

- Unabhängige Patientenberatung Deutschland (UPD)
  Die UPD ist eine gemeinnützige GmbH und arbeitet im gesetzlichen Auftrag.
  Telefonisch erreichbar unter 0 800/0 11 77 22 (gebührenfrei) und in 30 Städten **(www.patientenberatung.de/de/service/beratungsstellen)**
- Bundesarbeitsgemeinschaft der Patientenstellen und -Initiativen (BAGP)
  Infotelefon zur ersten Kontaktaufnahme:
  Tel. 089/76 75 51 31, dienstags bis donnerstags 13 bis 14 Uhr, **www.bagp.de/bagp/beratung**

Angebote der Zahnärzteschaft

Die Zahnärzteschaft hat für Patienten Anlaufstellen eingerichtet. Diese sind jeweils bei den Landeszahnärztekammern oder Kassenzahnärztlichen Vereinigungen angesiedelt. Regional kann es Unterschiede geben, zum Beispiel bei der Erreichbarkeit und den Beratungsinhalten.

Patientenberatungsstellen: Hier sind Patienten richtig bei Fragen zur Behandlung, zum Heil- und Kostenplan, zu Alternativen oder zu einer zweiten Meinung. Geht es um Konflikte mit einem Zahnarzt, verweisen die Mitarbeiter in der Regel weiter. Adressen, Telefonnummern und Öffnungszeiten der Beratungsstellen sind gebührenfrei unter der Telefonnummer 0 800/8 23 32 83 abzurufen oder im Internet zu finden unter

- **www.patientenberatung-der-zahnärzte.de**
- oder direkt auf den Internetseiten der Landeszahnärztekammern oder Kassenzahnärztlichen Vereinigungen.

Gutachterkommission: Hier sind Patienten richtig, wenn geklärt werden soll, ob ein zahnärztlicher Behandlungsfehler vorliegt. Auf Antrag erstellt die Kommission ein schriftliches Gutachten darüber, ob ein schuldhafter Behandlungsfehler vorliegt und ob der Patient dadurch einen Gesundheitsschaden erlitten hat. Das außergerichtliche Verfahren ist für Patienten meist kostenfrei, allerdings nicht in allen Regionen. Welche Zahnärztekammer zuständig ist, richtet sich nach dem Praxissitz des Zahnarztes. Für den Antrag reicht ein formloses Schreiben. Der Zahnarzt muss mit dem Verfahren einverstanden sein.

Schlichtungsstellen: Kann ein Konflikt zwischen Patient und Zahnarzt nicht allein durch das Gutachterverfahren gelöst werden, bieten Zahnärztekammern die Möglichkeit eines außergerichtlichen Schlichtungsverfahrens an. Ein Antrag muss schriftlich gestellt werden. Welche Zahnärztekammer zuständig ist, hängt vom Sitz der Zahnarztpraxis ab. Der Schlichtungsausschuss besteht aus Juristen und Zahnärzten, hört beide Seiten an und macht einen Vorschlag für eine einvernehmliche Beilegung der Auseinandersetzung.

Voraussetzung:
- Der Fall wird noch nicht vor Gericht verhandelt.
- Beide Seiten sind einverstanden.
- Das Ergebnis ist nur eine Empfehlung, kann bei Bedarf aber auch später vor Gericht verwendet werden.

Vorteil:
- Das Verfahren ist meist kostenlos, das hängt jedoch auch von der jeweiligen Kammer ab.
- Die zahnärztlichen Patientenberater sind laut Bundeszahnärztekammer unabhängig und nicht an Weisungen der Kammern oder Kostenträger gebunden.
- Alle Verfahrensbeteiligten können sich mündlich und schriftlich äußern und Einsicht in die Akten nehmen.

Nachteil:
- Es sind keine Patientenvertreter beteiligt.

Stimmen beide Seiten zu, ist die Auseinandersetzung beigelegt. Wenn nicht, scheitert die Schlichtung – dann bleibt nur der Rechtsweg oder teilweise, je nach Zahnärztekammer, die Möglichkeit einer Mediation.

> **Tipp**
>
> Wer eine Mediation in Anspruch nimmt, sollte sich anwaltlich beraten lassen.

Zum Vergleich: In der Ärzteschaft werden laut Bundesärztekammer gut ein Viertel aller vermuteten Arzthaftungsfälle durch die Gutachterkommissionen und Schlichtungsstellen bewertet. In circa 90 Prozent der Fälle würden die Entscheidungen von beiden Parteien akzeptiert und die Arzthaftungsstreitigkeiten beigelegt. Die Zahnärzteschaft hat zu ihren Verfahren keine Zahlen.

Angebote der Krankenkassen

Patienten können sich Beratung bei ihrer Krankenkasse holen. Liegt ein Verdacht auf einen Fehler vor, ist die Kasse sogar verpflichtet, ihre Versicherten zu unterstützen, etwa mit einem **Behandlungsfehlergutachten**. Denn im § 66 des Sozialgesetzbuches V (SGB V) heißt es: „Die Krankenkassen sollen die Versicherten bei der Verfolgung von Schadensersatzansprüchen, die bei der Inanspruchnahme von Versicherungsleistungen aus Behandlungsfehlern entstanden sind, (…) unterstützen." Vor der Verabschiedung des Patientenrechtegesetzes war das eine Kannregelung. Wie sie ihre Versicherten unterstützen, entscheiden die Kassen jedoch selbst. Deshalb sind sie auch nicht verpflichtet, Gutachten erstellen zu lassen. Das prüft die Kasse jeweils im Einzelfall: Patienten wenden sich an ihre Kasse, diese kann den Medizinischen Dienst der Krankenversicherung (MDK) einschalten. Liegt ein begründeter Verdacht vor, wird ein Gutachten erstellt.

Gut zu wissen

Im Gerichtsverfahren keine Unterstützung der Kasse: Die Krankenkassen haben zwar bei von ihnen bezahlten oder bezuschussten Leistungen ein eigenes Interesse an Gutachten, denn sie können einen Zahnarzt für eine mangelhafte Arbeit in Regress nehmen. Wer als Patient gegen einen Zahnarzt juristisch vorgeht, kann dabei jedoch nicht von der Kasse unterstützt werden. Krankenkassen können für Patienten keinen Rechtsstreit führen, nicht als deren Vertreter auftreten und auch keine Kosten dafür übernehmen.

Gutachten: Die Zahnmedizin verfügt über ein umfangreiches Gutachtensystem. Zum einen können Behandlungspläne begutachtet werden (Planungsgutachten). Das gilt für die Behandlungen, die in der Zahnmedizin vorab beantragt werden müssen:

- neuer Zahnersatz
- kieferorthopädische Behandlungen
- Parodontitis-Behandlungen
- implantologische Leistungen in den Ausnahmefällen, in denen sie Kassenleistung sind.

Mit einem **Planungsgutachten** kann die Krankenkasse vor der Behandlung durch einen Gutachter prüfen lassen, ob die geplante genehmigungspflichtige Behandlung fachlich angemessen ist und bezuschusst werden kann. Das geschieht aber nur bei einem kleinen Anteil der Planungen: Mehr als 115.000 Planungsgutachten gab es 2014 beim Zahnersatz, bei insgesamt fast zehn Millionen Zahnersatzbehandlungen. Von 1,02 Millionen Parodontal-Behandlungsplänen wurden 2014 rund 10.900 begutachtet.

Besteht nach einer Behandlung ein Verdacht auf Mängel etwa bei eingegliedertem Zahnersatz, kann die Krankenkasse dies mit einem **Mängelgutachten** prüfen lassen. 15.268 Mängelgutachten nach Zahnersatzbehandlungen gab es im Jahr 2014, in 66 Prozent der Fälle wurde tatsächlich ein Mangel festgestellt.

Beide Arten von Gutachten sind für gesetzlich Versicherte kostenlos. Ist eine Partei mit dem Gutachten nicht einverstanden, kann ein Obergutachten in Auftrag gegeben werden. Auch diese Kosten trägt die Krankenkasse. Legt ein Zahnarzt keinen Widerspruch gegen das Gutachten ein, muss er den Ausführungen im Gutachten folgen und den Zahnersatz kostenfrei nachbessern.

Verbraucherfalle

Das Gutachterverfahren über die Krankenkasse ist in einigen Fällen nicht möglich:

- Wenn der Zahnersatz im Ausland angefertigt und eingesetzt wurde.
- Wenn gesetzlich Versicherte die Kostenerstattung gewählt haben.
- Wenn der Zahnersatz älter als zwei Jahre ist, also die gesetzliche Gewährleistungsfrist abgelaufen ist.

In solchen Fällen müssen Betroffene Ansprüche selbst geltend machen – im Ausland direkt beim ausländischen Zahnarzt, in Deutschland über Schlichtungsstellen der Zahnärztekammer oder über ein zivilrechtliches Verfahren. Die Kosten für ein Privatgutachten bei einem Gutachter, über einen Anwalt oder für ein Gutachten bei den Landeszahnärztekammern richten sich nach Auskunft der Bundeszahnärztekammer (BZÄK) nach dem erforderlichen Aufwand. Bei einem Schlichtungsverfahren bei einer Zahnärztekammer wird laut BZÄK nach festen Gebühren abgerechnet. Der Umfang des Gutachterauftrags und die Konditionen müssen laut BZÄK unter Umständen direkt zwischen Gutachter und Patient vereinbart werden.

Behandlungsfehler

Laut Bundesgesundheitsministerium versteht man unter einem Behandlungsfehler „eine nicht ordnungsgemäße, das heißt nicht den zum Zeitpunkt der Behandlung bestehenden allgemein anerkannten medizinischen Standards entsprechende Behandlung“. Wenn also ein Arzt oder Zahnarzt nicht nach den Regeln der ärztlichen Kunst („lege artis“) beziehungsweise nicht nach medizinischem Standard gehandelt und gegen gesicherte medizinische Erkenntnisse verstoßen hat. Mögliche Behandlungsfehler in der Zahnmedizin:

- Eine Fehlpositionierung von Implantaten (das OLG Koblenz sprach 2014 einem Patienten 5.000 Euro Schmerzensgeld zu, weil ein zu großes Implantat den Nervenkanal getroffen hatte, Az. 5 U 1202/13)
- Eine Versorgung mit Zahnersatz, ohne dass Karies oder Entzündungen vorher behandelt werden
- Unter Umständen abstehende Kronenränder (das OLG Hamm verurteilte 2014 einen Zahnarzt wegen fehlender Aufklärung über eine Nachbesserung zu 1.000 Euro Schmerzensgeld, Az. 26 U 56/13).

Gut zu wissen

Es ist allerdings kein Behandlungsfehler, wenn nach einer Behandlung kein Erfolg eintritt.

Der Fehler muss nicht rein medizinisch sein, er kann sich auch auf organisatorische Abläufe beziehen. Auch die fehlende oder unrichtige, unverständliche oder unvollständige Aufklärung über medizinische Eingriffe und ihre Risiken und Folgen kann unter Umständen Schadensersatzansprüche des Patienten gegen den Arzt begründen.

Die objektive Beweislast für einen Behandlungsfehler liegt beim Patienten. Er muss auch beweisen, dass der Behandlungsfehler einen Schaden verursacht hat. Nur wenn auf diesen Fehler ein konkreter Schaden zurückzuführen ist, haftet der Arzt.

Tipp

Einen beanstandeten Zahnersatz sollte man nicht wegwerfen oder zerstören. Denn er dient als Beweismittel im Gutachtenverfahren oder vor Gericht und kann zudem vom Zahnarzt zurückgefordert werden.

Wie häufig sind Fehler?

Neun Prozent aller Vorwürfe über Behandlungsfehler von Patienten in der jährlichen Statistik des Medizinischen Dienstes der Krankenkassen (MDK; Stand 2015) entfallen auf die Zahnmedizin. Wurzelkanalbehandlungen und Kariesbehandlungen gehören zu den häufigsten Anlässen für Patienten, beim MDK einen Behandlungsfehlerverdacht zu melden. Von 1.349 gemeldeten Behandlungsvorwürfen in der Zahnmedizin (inklusive Oralchirurgie und Kieferorthopädie) bestätigten die Kassengutachter im Jahr 2015 genau 536 – das bedeutet eine Quote von 39,7 Prozent.

Doch wie aussagekräftig ist das? Eine Fehlerhäufung ist laut MDK kein Indiz für eine schlechte Behandlungsqualität, da weder die Gesamtzahl der Behandlungen noch die Zahl aller Behandlungsfehler bekannt sind. Und Zahnimplantate sind in der Statistik gar nicht erfasst, weil weder das Einsetzen noch ein Verlust überhaupt systematisch registriert werden.

Zudem gibt es mehrere Statistiken:

- Die MDK-Behandlungsfehler-Statistik umfasst die Fälle, in denen sich Patienten direkt an die Krankenkassen wenden (knapp 14.700 Verdachtsmeldungen pro Jahr).
- Die Statistik der Bundesärztekammer umfasst die Fälle, die bei den Gutachterkommissionen und Schlichtungsstellen der Ärztekammern eingehen (gut 11.800 Patientenbe-

schwerden wegen vermuteter Behandlungsfehler im Jahr 2015).

- Die Statistik der Kassenzahnärztlichen Bundesvereinigung umfasst die Planungsgutachten und die Mängelgutachten, die vor oder nach einer zahnärztlichen Behandlung von den Kassen in Auftrag gegeben werden können (insgesamt gut 130.000 im Jahr 2014).

Weil es also wie in der Medizin kein verbindliches Fehlermeldesystem und auch keine einheitliche Erfassung von Behandlungsfehlern gibt, bleibt die wirkliche Zahl der Behandlungsfehler unklar. Offen ist auch, wie viele Behandlungsfehler gar nicht aufgedeckt und daher in keiner Statistik erfasst werden. Wissenschaftliche Untersuchungen lassen den Schluss zu, dass die Zahl der tatsächlichen Behandlungsfehler die Zahl der gemeldeten Vorwürfe deutlich übersteigt. Bislang aber kann die Zahnärzteschaft stets darauf verweisen, dass die Zahl der bestätigten Behandlungsfehler im Promillebereich liegt.

Gut zu wissen

Erst wenn bestätigt ist, dass ein Behandlungsfehler oder eine mangelnde Risikoaufklärung die Ursache für einen Gesundheitsschaden ist, hat ein Betroffener Anspruch auf eine Entschädigung. Privatrechtliche Ansprüche gegen Zahnärzte in Deutschland verjähren nach drei Jahren. Innerhalb dieser Frist müssen Ansprüche geltend gemacht werden. Eine Verjährung beginnt mit dem Ende des Kalenderjahres, in dem der Verbraucher von dem vermuteten Behandlungsfehler Kenntnis erhält oder anhand der Umstände Kenntnis erhalten hätte müssen. Unter bestimmten Voraussetzungen, etwa bei einer Klage, wird die Verjährung „gehemmt“, pausiert also. Betroffene können eine Kopie des Gutachtens bei ihrer Krankenkasse bekommen.

Beweislast

Bei einem Haftungsprozess muss der Patient beweisen, dass der Arzt einen Fehler gemacht hat und dass ein gesundheitlicher Schaden darauf zurückzuführen ist. Nur bei groben Behandlungsfehlern kommt es zu einer Umkehr der Beweislast: Der Arzt muss dann beweisen, dass der Schaden beim Patienten nicht durch seine Behandlung verursacht wurde. Beweiserleichterungen ergeben sich für den Patienten unter anderem auch aus einer unzureichenden Dokumentation, einem erkennbaren Verstoß gegen gesetzliche Richtlinien und einer mangelhaften Qualifikation des Behandelnden.

Im Patientenrechtegesetz ist ausdrücklich festgehalten, dass Ärzte und Zahnärzte verpflichtet sind, den Patienten auf Nachfrage oder zur Abwendung gesundheitlicher Verfahren über Umstände zu informieren, die auf einen Behandlungsfehler hindeuten. Ärzte oder Zahnärzte müssen also über Fehler informieren, sie müssen sie jedoch nicht bewerten. Beispiel: Kommt es während einer Operation zu einer Verletzung eines angrenzenden Organs, muss der Arzt nur dies sagen. Er muss nicht sagen, ob diese Verletzung ein unvermeidbares OP-Risiko darstellt oder auf einer vermeidbaren Unachtsamkeit des Operateurs beruht.

Verbraucherfalle

Gerichtsverfahren: Wer einen Arzt oder Zahnarzt wegen finanzieller Forderungen zivilrechtlich verklagen will, muss Hürden einkalkulieren:

- Gerichtsverfahren sind teuer und dauern meist mehrere Jahre.
- Patienten sind gegenüber dem Sachverstand der Ärzteschaft, ihrer Versicherungen und ihrer Anwälte meist in einer schwächeren Position.
- Einen guten Anwalt zu finden kann ebenso schwer sein wie einen guten Zahnarzt zu finden. Bei Behandlungsfehlern empfiehlt es sich, einen Fachanwalt für Medizinrecht aufzusuchen.

Wechsel des Zahnarztes

Gesetzlich Versicherte können ihren Zahnarzt innerhalb eines Kalendervierteljahres nur wechseln, wenn ein „triftiger Grund" vorliegt. So steht es im Bundesmantelvertrag Zahnärzte (§ 8 BMV-Z).

Bei einer kieferorthopädischen Behandlung und einer Parodontitis-Therapie (die beide bei der Kasse beantragt werden müssen) ist laut Bundesmantelvertrag bis zu deren Abschluss ein Wechsel ebenfalls nur bei Vorliegen eines triftigen Grundes möglich.

Als wichtiger Grund gilt ein gestörtes Vertrauensverhältnis. Allerdings ist es wegen der genannten Regelung äußerst ratsam, zuvor auf jeden Fall die Krankenkasse zu kontaktieren, da es sonst Schwierigkeiten mit der Kostenübernahme geben kann. Ob ein gestörtes Vertrauensverhältnis vorliegt, prüfen die Kassen stets im Einzelfall. Sie können den bisher behandelnden Zahnarzt dafür anhören. Ein Zahnarztwechsel während einer Zahnersatzbehandlung ist juristisch eine außerordentliche Kündigung des Dienstvertrags. Deshalb kann ein neuer Eigenanteil fällig werden. Wer innerhalb der Gewährleistungsfrist den Zahnarzt wechselt, kann den Gewährleistungsanspruch verlieren.

Das sagen die Gerichte: Betroffene können sich auf die Rechtsprechung des Bundessozialgerichts berufen: Wenn neuer Zahnersatz so nachlässig hergestellt wurde, dass ein komplett neuer erstellt werden muss und ein Mängelgutachten dies bestätigt, dürfen Patienten den Zahnarzt wechseln (Urteil von 1991, Az. 6 R KA 25/89).

Das Landessozialgericht Schleswig-Holstein hat dies 2008 bestätigt: Ein Zahnarztwechsel ist möglich, wenn der Zahnersatz unbrauchbar ist oder die Mängelbeseitigung eine Neuanfertigung erforderlich macht oder wenn die Nachbesserung für den Patienten unzumutbar wäre. (Az. L 5 KR 57/06). Ähnlich urteilte 2015 das Landessozialgericht München (Az. L 12 KA 5044/13) Als „nicht zumutbar" gelten zum Beispiel mehrere erfolglose Nachbesserungsversuche.

Tipp

Die Bundesarbeitsgemeinschaft der PatientInnenstellen (BAGP) rät, Vorfälle und Beweggründe zu dokumentieren.

Allein der Umstand, dass eine Leistung des Zahnarztes, also etwa angefertigter Zahnersatz, mit Mängeln behaftet ist, reicht nicht für einen Wechsel aus. Ein „schuldhaft vertragswidriges Verhalten des Zahnarztes" ist laut Kassenzahnärztlicher Vereinigung Berlin erst dann gegeben, „wenn dessen Arbeitsergebnis vollständig unbrauchbar und eine Nachbesserung nicht möglich oder dem Versicherten nicht zumutbar" sei.

Die Pflicht des Patienten, einen vereinbarten Zahnersatz zu bezahlen, entfällt nur, wenn die erbrachte Leistung vollständig unbrauchbar ist und dem Zahnarzt ein Nachbesserungsrecht nicht oder nicht mehr zusteht.

Service

Glossar

Abdruck: Abformung der Zahnreihe und des Zahnfleischsaums im Ober- oder Unterkiefer mit einer kaugummiartigen Masse in einer Metall- oder Kunststoffform. Der Abdruck ist meist nötig vor einer Zahnersatz- oder Kieferorthopädie-Behandlung.

Abrasion: Verlust von Zahnsubstanz an der Zahnoberfläche, etwa durch Zähneknirschen.

Anamnese (griech. „Erinnerung"): Systematische Befragung beim Arzt oder Zahnarzt. Erfasst werden aktuelle Beschwerden, gesundheitliche Vorgeschichte sowie Zahnerkrankungen, Medikamente, Allergien.

Arbeitsgemeinschaft Zahngesundheit für die Stadt Heidelberg und den Rhein-Neckar-Kreis (AGZ RNK): Zahnärztliche Verbraucher- und Patientenberatung mit bundesweitem Internetauftritt. Die AGZ RNK ist ein von den Krankenkassen gefördertes Modellprojekt.
www.agz-rnk.de/agz/content/2/index.php

Bema: Bewertungsmaßstab für zahnärztliche Leistungen. Er ist Grundlage für die Abrechnung zahnärztlicher Leistungen innerhalb der gesetzlichen Krankenversicherung, ausgehandelt zwischen der Kassenzahnärztlichen Bundesvereinigung und dem Spitzenverband der Krankenkassen.

Biofilm: bakterieller Zahnbelag, auch als Plaque bezeichnet

Bundesarbeitsgemeinschaft der PatientInnenstellen (BAGP): Arbeitsgemeinschaft regionaler unabhängiger Patientenstellen. Sie bietet seit 1989 Patienteninformation und -beratung. 2015 erschien eine neue Auflage der Broschüre „Informationen rund um die Versorgung mit Zahnersatz"
www.bagp.de/dokumente/bagp/zbroschu__rebagbp2015.pdf

Bundesmantelvertrag (BMV): Regelt unterhalb des Sozialgesetzbuches (SGB V) Art und Umfang der vertragszahnärztlichen Versorgung und enthält Vorschriften für die Behandlungen. Geschlossen zwischen der Kassenzahnärztlichen Bundesvereinigung und den Krankenkassen.
www.kzbv.de/vertraege-und-abkommen.70.de.html

Bundeszahnärztekammer (BZÄK): Die Spitzenorganisation der 17 Landeszahnärztekammern. Sie ist im Gegensatz zu ihnen keine Körperschaft des öffentlichen Rechts, sondern ein eingetragener Verein. Gegenüber den Landeszahnärztekammern nicht weisungsbefugt.
www.bzaek.de

Deutsche Gesellschaft für Zahn-, Mund- und Kieferheilkunde (DGZMK): Dachverband der wissenschaftlichen Gruppierungen der deutschen Zahn-, Mund- und Kieferheilkunde, koordiniert die Erarbeitung von Leitlinien für die zahnmedizinische Behandlung und den Wissenstransfer. Gegründet 1859.
www.dgzmk.de

Deutsche Mundgesundheitsstudie (DMS): Untersuchung der Mundgesundheit in Deutschland, für die das Institut der Deutschen Zahnärzte (IDZ) mehrere 1.000 Personen per Zufallsauswahl befragt und zahnmedizinisch untersucht. Auftraggeber: Kassenzahnärztliche Bundesvereinigung und Bundeszahnärztekammer. DMS I: 1989, DMS II: 1992, DMS III: 1997, DMS IV: 2005. Die DMS V wurde im August 2016 vorgestellt.

Erosion: Zahnschäden durch Säuren, sichtbar etwa an kleinen, muldenförmigen Defekten auf der Zahnoberfläche.

Evidenz: Leitet sich vom englischen Wort „evidence" ab und bedeutet Aussage, Beleg, etwa aus wissenschaftlichen Studien.
www.ebm-netzwerk.de/

Festzuschuss: Zuschuss der gesetzlichen Krankenkassen zum Zahnersatz, festgelegt für 50 Befunde. Berechnet aus einem Mittelwert der abgerechneten Kosten bei mehreren 1.000 Heil- und Kostenplänen.

Gebührenordnung für Zahnärzte (GOZ): Die GOZ regelt die Vergütung für privatzahnärztliche Leistungen und ist damit Grundlage für die Abrechnung von Behandlungen außerhalb der Regelleistungen gesetzlich Versicherter, also für Selbstzahler-Anteile und für Privatpatienten. Die derzeitige Fassung ist seit Januar 2012 in Kraft.
www.bzaek.de/fuer-zahnaerzte/gebuehrenordnung-fuer-zahnaerzte-goz.html

Gemeinsamer Bundesausschuss (G-BA): Oberstes Beschlussgremium der Gemeinsamen Selbstverwaltung von Vertragsärzten, Vertragszahnärzten, Krankenhäusern und Krankenkassen. Beschließt in Richtlinien, welche Leistungen von der Gesetzlichen Krankenversicherung übernommen werden können.
www.g-ba.de/

Gesetzliche Krankenversicherung (GKV): Bestandteil der Sozialversicherung, getragen von mehr als 100 selbstständigen Krankenkassen. Der GKV-Spitzenverband fungiert als Interessenvertretung und handelt für alle Kassen Verträge aus.
www.gkv-spitzenverband.de/

Gingivitis: Zahnfleischentzündung.

Kassenleistung: siehe Regelversorgung.

Kassenzahnärztliche Bundesvereinigung (KZBV): Besteht aus 17 Landes-KZVen, vertritt als Körperschaft des öffentlichen Rechts die Interessen der Vertragszahnärzte („Kassenzahnärzte"). Die Kassenzahnärztlichen Vereinigungen überwachen die Pflichten der Vertragszahnärzte und die Qualität der erbrachten Leistungen.
www.kzbv.de/

kostenfalle-zahn.de ist ein neues Informations- und Beschwerdeportal der Verbraucherzentralen. Hier können sich Patienten über unseriöse Geschäftspraktiken von Zahnärzten und Kieferorthopäden beschweren, wie z.B. die Verweigerung von Kassenleistungen, Verkaufsdruck oder mangelnde Beratung zu den Kosten. Die Beschwerden werden anonym veröffentlicht und mit Ratschlägen der Verbraucherzentrale kommentiert. Zudem informiert das Forum über Kostenfallen und zeigt Spartipps bei der Zahnbehandlung auf. Die Homepage wird in Kooperation mit den Verbraucherzentralen Berlin, Nordrhein-Westfalen und Rheinland-Pfalz betrieben und gefördert vom Bundesministerium der Justiz und für Verbraucherschutz.

Leitlinien: Entscheidungshilfen für Ärzte und Zahnärzte. Von wissenschaftlichen Fachgesellschaften verfasst. Leitlinien sollen den aktuellen wissenschaftlichen Stand wiedergeben, sie sind aber nicht verbindlich. Es gibt sie in drei Klassifikationen von S1 (nur Konsensfindung der Autoren) bis S3 (systematische Literaturauswahl eines repräsentativen Gremiums). Koordiniert und definiert von der Arbeitsgemeinschaft der Wissenschaftlichen Medizinischen Fachgesellschaften (AWMF).
www.awmf.org/leitlinien/leitlinien-suche.html

Molaren: Mahlzähne, umgangssprachlich auch Backenzähne genannt.

Parodontitis: Entzündliche Erkrankung am sogenannten Zahnhalteapparat, die also den Knochen betrifft und die Gewebestrukturen, die den Zahn fest an seiner vorgesehenen Stelle halten („Zahnbett").

Patientenrechtegesetz: 2013 in Kraft getreten. Dieses Gesetz bündelt die bislang im Standes-, Zivil-, Straf- und Sicherheitsrecht verstreuten Regelungen.
www.bmg.bund.de/themen/praevention/patientenrechte/patientenrechte.html

Prothetik: Allgemein ein künstlicher Ersatz für Körperteile. In der Zahnmedizin steht der Fachbegriff für Kronen, Brücken und Prothesen.

Regelversorgung: Basistherapie beim Zahnersatz, von deren Kosten die gesetzlichen Krankenkassen rund die Hälfte übernehmen. Festgelegt von Zahnärzten und Krankenkassen, umgangssprachlich Kassenleistung genannt.

Richtlinien: Sie regeln die vertragszahnarztärztliche Versorgung, gelten also nur für Kassenleistungen. Beschlossen vom obersten Gremium der Selbstverwaltung aus Krankenkassen und Zahnärzten. Diese Richtlinien haben den Charakter untergesetzlicher Normen, sind also für Ärzte, Zahnärzte, Kassen und Patienten verbindlich.
www.gkv-spitzenverband.de/krankenversicherung/zahnaerztliche_versorgung/richtlinien_des_g_ba/richtlinien_des_g_ba.jsp

Sozialgesetzbuch (SGB V): Grundlage für alle Leistungen der gesetzlichen Krankenversicherung

Zahnflächen: Fachbezeichnungen für die verschiedenen Seiten eines Zahns
- *okklusal:* Kaufläche
- *mesial:* zur Mitte des Zahnbogens gerichtet
- *lingual:* zur Mundhöhle/Zunge hin gelegen
- *palatinal:* zum Gaumen hin gelegen
- *approximal:* zwischen zwei Zähnen

Ob eine Füllung ein- oder mehrflächig ist, hängt davon ab, wie viele Seiten des Zahns betroffen sind.

Adressen der Verbraucherzentralen

Verbraucherzentrale Baden-Württemberg e. V.
Paulinenstraße 47
70178 Stuttgart
Telefon: 07 11/66 91-10
Fax: 07 11/66 91-50
www.vz-bawue.de

Verbraucherzentrale Bayern e. V.
Mozartstraße 9
80336 München
Telefon: 0 89/5 39 87-0
Fax: 0 89/53 75 53
www.vz-bayern.de

Verbraucherzentrale Berlin e. V.
Hardenbergplatz 2
10623 Berlin
Telefon: 0 30/2 14 85-0
Fax: 0 30/2 11 72 01
www.vz-berlin.de

Verbraucherzentrale Brandenburg e. V.
Babelsberger Straße 12
14473 Potsdam
Telefon: 03 31/2 98 71-0
Fax: 03 31/2 98 71-77
www.vzb.de

Verbraucherzentrale des Landes Bremen e. V.
Altenweg 4
28195 Bremen
Telefon: 04 21/1 60 77-7
Fax: 04 21/1 60 77 80
www.verbraucherzentrale-bremen.de

Verbraucherzentrale Hamburg e. V.
Kirchenallee 22
20099 Hamburg
Telefon: 0 40/2 48 32-0
Fax: 0 40/2 48 32-290
www.vzhh.de

Verbraucherzentrale Hessen e. V.
Große Friedberger Straße 13–17
60313 Frankfurt/Main
Telefon: 0 69/97 20 10-900
Fax: 0 69/97 20 10-40
www.verbraucher.de

Verbraucherzentrale Mecklenburg-Vorpommern e. V.
Strandstraße 98
18055 Rostock
Telefon: 03 81/2 08 70-50
Fax: 03 81/2 08 70-30
www.nvzmv.de

Verbraucherzentrale Niedersachsen e. V.
Herrenstraße 14
30159 Hannover
Telefon: 05 11/9 11 96-0
Fax: 05 11/9 11 96-10
www.vz-niedersachsen.de

Verbraucherzentrale Nordrhein-Westfalen e. V.
Mintropstraße 27
40215 Düsseldorf
Telefon: 02 11/38 09-0
Fax: 02 11/38 09-216
www.verbraucherzentrale.nrw

Verbraucherzentrale Rheinland-Pfalz e. V.
Seppel-Glückert-Passage 10
55116 Mainz
Telefon: 0 61 31/28 48-0
Fax: 0 61 31/28 48-66
www.vz-rlp.de

Verbraucherzentrale des Saarlandes e. V.
Trierer Straße 22
66111 Saarbrücken
Telefon: 06 81/5 00 89-0
Fax: 06 81/5 00 89-22
www.vz-saar.de

Verbraucherzentrale Sachsen e. V.
Katharinenstraße 17
04109 Leipzig
Telefon: 03 41/69 62 90
Fax: 03 41/6 89 28 26
www.vz-sachsen.de

Verbraucherzentrale Sachsen-Anhalt e. V.
Steinbockgasse 1
06108 Halle
Telefon: 03 45/2 98 03-29
Fax: 03 45/2 98 03-26
www.vzsa.de

Verbraucherzentrale Schleswig-Holstein e. V.
Andreas-Gayk-Straße 15
24103 Kiel
Telefon: 04 31/5 90 99-0
Fax: 04 31/5 90 99-77
www.vz-sh.de

Verbraucherzentrale Thüringen e. V.
Eugen-Richter-Straße 45
99085 Erfurt
Telefon: 03 61/5 55 14-0
Fax: 03 61/5 55 14-40
www.vzth.de

Verbraucherzentrale Bundesverband e. V.
Markgrafenstraße 66
10969 Berlin
Telefon: 0 30/2 58 00-0
Fax: 0 30/2 58 00-518
www.vzbv.de

Stichwortverzeichnis

Abkürzungsverzeichnis

AZ Aktenzeichen
ÄZQ Ärztliches Zentrum für Qualität in der Medizin
BAföG Bundesausbildungsförderungsgesetz
BAGP Bundesarbeitsgemeinschaft der PatientInnenstellen
BÄK Bundesärztekammer
BDK Berufsverband der Deutschen Kieferorthopäden
Bema Gebührenordnung für Kassenzahnärzte
BGB Bürgerliches Gesetzbuch
BGH Bundesgerichtshof
BZÄK Bundeszahnärztekammer
CMD craniomandibuläre Dysfunktion
DDG Deutsche Diabetes-Gesellschaft
DGÄZ Deutsche Gesellschaft für Ästhetische Zahnheilkunde
DGZ Deutsche Gesellschaft für Zahnerhaltung
DGZMK Deutsche Gesellschaft für Zahn-, Mund- und Kieferheilkunde
DH Dentalhygieniker
DIMDI Deutsches Institut für medizinische Dokumentation
G-BA Gemeinsamer Bundesausschuss
GKV Gesetzliche Krankenversicherung
GOZ private Gebührenordnung für Zahnärzte
IGeL Individuelle Gesundheitsleistungen
KBV Kassenärztliche Bundesvereinigung
KFO Kieferorthopädie
KIG Kieferorthopädische Indikationsgruppen
KZBV Kassenzahnärztliche Bundesvereinigung
KZV Kassenzahnärztliche Vereinigung

MDK	Medizinischer Dienst der Krankenversicherung
OLG	Oberlandesgericht
PSI	Parodontaler Screening-Index
PZR	professionelle Zahnreinigung
SGB	Sozialgesetzbuch
TK	Techniker-Krankenkasse
UPD	Unabhängige Patientenberatung Deutschland
UPT	Unterstützende Parodontitistherapie
WINEG	Wissenschaftliches Institut der Techniker-Krankenkasse für Nutzen und Effizienz im Gesundheitswesen
ZHG	Zahnheilkundegesetz
ZMP	Zahnmedizinische Prophylaxeassistentin

Impressum

Herausgeber

Verbraucherzentrale Nordrhein-Westfalen e. V.
Mintropstraße 27, 40215 Düsseldorf
Telefon: (02 11) 38 09-5 55, Telefax: (02 11) 38 09-2 35
E-Mail: publikationen@verbraucherzentrale.nrw
www.verbraucherzentrale.nrw

Mitherausgeber
Verbraucherzentrale Hamburg e. V.
(Adresse ▶ Seite 182)

Autorin	Tanja Wolf
Lektorat	Heike Plank
Koordination	Wolfgang Starke
Fachliche Betreuung	Christiane Rock
Layout und Produktion	typocepta, Köln
Umschlag	Ute Lübbeke, www.LNT-design.de
Umschlagfoto	© stuartbur/Getty Images
Illustrationen	Horst Lünser, Berlin www.horst-luenser.de
Bildnachweis	Umschlaginnenseite vorn: © A_Bruno/Fotolia.com Seite 85: © Stockfotos-MG/Fotolia.com Seite 110: © Pixelot/Fotolia.com
Druck	Druckhaus Weppert Schweinfurt GmbH Gedruckt auf 100 % Recyclingpapier

Redaktionsschluss: August 2016